回避型人格
自救手册

[美] 特蕾西·克罗斯利（Tracy Crossley）著

李朝渊 译

Overcoming Insecure Attachment

8 Proven Steps to Recognizing Anxious and Avoidant Attachment
Styles and Building Healthier, Happier Relationships

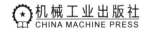

机械工业出版社
CHINA MACHINE PRESS

你是否总在讨好别人、满世界找问题、"脑补"和"对号入座"、追求完美主义……这是一种内耗的生活方式，过度付出会让你产生疲惫、焦虑、内疚、嫉妒及很多种形式的痛苦，还会引发高血压等身体疾病。

本书作者通过对脑科学的深入研究帮助你对负面情绪追根溯源，让你认识到自己是如何被潜意识中负面信念操控的，从而导致逃避真实的情感、陷入困境、拥有不安全型依恋人格和自我价值感严重缺失等。在本书中，你将学习获得自我意识、爱和幸福的八个有效步骤，帮助你摆脱消极的行为模式，同时逐步建立自我价值感，使之成为新常态。每个步骤还配有练习日志，让你得到从大脑到内心的深刻而持久的转变，用"幸福的语言"指导自己的工作与生活，接纳自我，让情感自由，拥有富足人生。

Copyright © 2021 by Tracy Crossley.

All rights reserved.

Through Andrew Nurnberg Associates International Limited.

This edition is authorized for sale in the Chinese mainland（excluding Hong Kong SAR, Macao SAR and Taiwan）.

此版本仅限在中国大陆地区（不包括香港、澳门特别行政区及台湾地区）销售。

北京市版权局著作权合同登记　图字：01-2022-4616 号。

图书在版编目（CIP）数据

回避型人格自救手册 /（美）特蕾西·克罗斯利（Tracy Crossley）著；李朝渊译.—北京：机械工业出版社，2023.7（2024.7重印）

书名原文：Overcoming Insecure Attachment: 8 Proven Steps to Recognizing Anxious and Avoidant Attachment Styles and Building Healthier, Happier Relationships

ISBN 978-7-111-73476-5

Ⅰ.①回… Ⅱ.①特… ②李… Ⅲ.①人格障碍—精神疗法—手册 Ⅳ.①R749.910.5-62

中国国家版本馆CIP数据核字（2023）第125897号

机械工业出版社（北京市百万庄大街22号　邮政编码100037）
策划编辑：刘怡丹　　　　　　责任编辑：刘怡丹
责任校对：韩佳欣　梁　静　　责任印制：单爱军
北京联兴盛业印刷股份有限公司印刷
2024年7月第1版第2次印刷
145mm×210mm·10.25印张·167千字
标准书号：ISBN 978-7-111-73476-5
定价：69.00元

电话服务　　　　　　　　　　网络服务
客服电话：010-88361066　　　机　工　官　网：www.cmpbook.com
　　　　　010-88379833　　　机　工　官　博：weibo.com/cmp1952
　　　　　010-68326294　　　金　书　　　网：www.golden-book.com
封底无防伪标均为盗版　　机工教育服务网：www.cmpedu.com

序

真希望当年我在经历痛苦的时候能读到这样一本书。我当时所选择的生活方式给我带来了很多情感上的痛苦。那时的我是一个完美主义者，兼有讨好型人格，还时常焦虑，总会逃避自己的情绪。我还会花大量的时间去关注和解决别人的问题，却又假装自己没有这些问题。可以说，我是个善于隐藏痛苦的"专家"。

没有人真正知道我曾经有多么痛苦。即使有人略知一二，我也保证他们只会觉得这是一个我正在迅速解决的暂时性的挫折。我不能接受任何人的同情或者给我提供的那些不痛不痒的建议。那时的我觉得自己无所不能。

作为一个完美主义者和一个问题解决者，我永远不会满足于已有的成就。我一直在努力从自己的成就中获得认可。如果得不到认可，我就会惩罚自己。不知何故，每当我被拒绝、感到失望、犯了错误，或者做了其他可能会影响他人对我的看法的事情时，我都很痛苦。

我不希望现在的你和曾经的我那样茫然无措，在同一条路

上兜兜转转，不知道哪个出口通往幸福。这就是我写这本书的
初衷。

我的情感自由之旅

我是一名行为关系专家和咨询师，曾接受过本体论训练。
这种训练能将身体和精神结合起来，引导人们通过感知自己的
存在方式获得更多的自我认知，主张从情绪、身体和精神的角
度解决问题。

我的工作重点是帮助人们与自己和与他人建立情绪联系。
我已经帮助了数千人摆脱他们的既有思维模式，采取了情感驱
动的行动，打破了让他们陷入困境和苦恼的旧模式。打破那些
旧模式会让他们拥有真实的自我、情感自由和幸福。虽然这项
工作非常艰苦，但它具有真正的变革性。

在本书中，获得自我意识、爱和幸福的八个步骤源于我先前
的经验，以及我自己和我的客户经历的深刻而持久的个人转变。

我并不是一开始就是咨询师。我一直都是一名创业者，小
时候曾在街角卖过爆米花，成年后拥有了自己的一家业绩不菲
的平面设计广告公司。我从事过企业管理和销售等工作。无论

做什么，我都一直在帮助别人。我是一个出色的问题解决者。不管是指导别人工作，还是帮助客户解决他们的个人问题，帮助别人所带来的快乐让我开始看到了自己的真正使命。

但是，很长一段时间里，我对幸福的定义一直有误解。我曾认为，如果我能在事业和人际关系上足够成功，那么其他的一切都会水到渠成，我会获得重生。与此同时，我也非常痛苦，因为我总在为自己不完美的生活寻找完美的答案。

从责备到问责

我知道自己需要专业人士的帮助来治疗持续的焦虑和内心的空虚，以及令人疲惫的恋爱关系。和很多人一样，我也去接受了治疗。我变得非常善于描述自己的问题和正在采取的改进措施。事实上，我非常善于理智地处理自己的问题。有一次，一位咨询师两手一摊，说我是一个进化太快的人类，她帮不了我。我当时很失望，但回过头来看，我知道那是我自己造成的。我太了解自己的"话术"了。

每次我见过咨询师后，我的情况都会有所改善，但我的情绪又总会再次陷入低谷。短暂的宽慰之后，我又会面临同样的境遇。我明白一切道理，也知道该做什么，但我却不停地跌回旧模式当中，似乎做什么都不管用。我买了很多的书，也寻求了更多的帮助，但我仍然感觉很糟。

我非常沮丧，但这也激发了我想要涅槃重生的愿望。完美主义者和问题解决者有一个优点，即不会轻易放弃，也不会安于现状。我更大的不安全感是怕别人知道我的不安全感有多深。我不惜一切代价地隐瞒这一点。如果有人知道了，我就会非常害怕。

一天，我在街上走着，脑海中萦绕着许多问题。突然，我感觉自己顿悟了：事实上，"我"就是自己的问题，这个问题无法用我一直试图解决问题的办法来解决。我一直以为信息就是答案。我一直认为我做事情的方式是正确的，错都在别人。那一天，我认识到，我从来没有为自己的选择和经历承担过责任。事实上，我是一个推卸责任者！

很快，我又一次顿悟了，这一次顿悟更深刻：我意识到，如果我不从情绪层面了解自己内心的真实情况，外部的一切都不会改变。我认识到，我一直在逃避自己的真实情绪，像躲避流感一样躲避它们。我决不会轻易揭开自己的伤疤。

这些顿悟给了我沉重的打击，我不得不停下脚步喘口气。我站在人行道上，听到了自己的想法："你要理清自己的情绪，这样你就可以平静地继续前进。即使你想逃跑、躲避或责备，你也要直面自己的感受，不要按照旧模式去行动。不要再让那些无用的废话影响你。"我不知道"直面自己的感受"会带来什么，但我最终学会了这么做，我的生活也开始改变了。

这一转变花了我好几年的时间。我很难理解自己为什么会有这些倾向：将一切理性化、完美主义、讨好型人格、糟糕的选择、脑海中那个批评自己的声音，以及持续的担忧和痛苦。不仅如此，意识到我有多么不喜欢自己之后让我很痛苦。我意识到，我完全不懂什么叫自爱，更不知道如何爱自己。我只知道，如果我不认真参透自己的顿悟，我将永远困在从前的痛苦之中。

刚开始做咨询师的时候，我自己还处在一段不愉快的恋爱关系中，我不知道该怎么办。我决定利用这段关系来了解我都在做哪些让自己痛苦的事情。在此之前，我一直认为所有的痛苦都是对方造成的：为什么他不能做对呢？如果他做得足够好，我们就可以享受一起欣赏落日的幸福。后来，我开始探索自己的消极信念及其驱使下的行为模式。我想弄明白，为什么即使我在生活中取得了如此多的成就，我仍然觉得自己缺乏价值感。我又阅读了许多心理健康方面的书籍（我之前也读过不少），但我开始明白为什么没有一本书能告诉我如何改变自己、如何获得幸福。感谢那些顿悟的瞬间，让我明白一切的关键是与自己的情绪建立理性联系。

我花了很多年的时间反复试错才明白了这一点。我不得不承认自己的不完美，但我依然精彩、可爱。这听起来很可怕，好像也是不可能的。但我逐渐注意到了自己的一些事情。每次我处于焦虑或其他痛苦的情绪状态时，我发现这些情绪实际上与当时的外界情况几乎没有什么关系，而更多地是来自于我过去经历中的情绪和我脑海中建构的与之相关的故事。我需要更深入地探索自己的内心，而不仅仅是关注激烈的情绪本身。这是一件棘手的事情，因为你尚不确定自己的内心深处在想什么，却要尝试与之建立联系。

我的成功之路和神奇经历

我在人际关系和戏剧三角中感受自己的情绪和开展有关各种行动的实验，成为我咨询业务中的重要手段。看到墙上有一幅画挂歪时，我不会再生气，因为我意识到我的情绪问题不是通过把那幅画摆正就能解决的。随着我的能力不断增强，我能够把自己从消极境遇中学到的东西带给我的客户，帮助他们应对类似的情况。

很多客户都有类似的不安全感，和我一样，他们也在忍受着同一种模式的折磨：总在讨好别人、满世界找问题、"脑补"和"对号入座"（认为他人的行为都是针对自己的），并阻止自己享受生活。这是他们的全部所知，也是他们的生活方式。像我一样，很多人多年来一直认为，如果他们有正确的策略，生活多多少少都会发生变化。

我告诉他们，策略不能把他们带到一个更幸福的地方；策略是去学习新的东西。他们采取了一种完全不同的方法来摆脱自己的消极信念。我看到了不安全型依恋如何影响着他们的人际关系。

做咨询工作时，我不仅感到更快乐、更有力量，情感也更加丰富了。我的外在也发生了改变。很多人愿意成为我的朋友，渴望像我一样获得自我成长和更多幸福。同时，我也决定，我已经准备好敞开心扉，与一生的伴侣建立一段关系。几个月后，我就遇到了我现在的丈夫。这段关系与我经历过的任何其他关系都完全不同：它很轻松。这种轻松是因为我彻底摆脱了自己的消极信念，改变了消极模式，也改变了我看待世界的方式。

持久的改变是可能的。当我改变了对自己的看法，敞开心扉，接受对我来说可能发生的事情时，我的生活也就发生了变化。你也可以的。

引 言

你虽然不完美，但你依然可爱、精彩

在今天的社会，人人似乎都被完美主义、讨好型人格等行为模式所困扰。"过度"正在成为我们的行为标准：过度付出、过度工作、过度补偿、过度分析。这种不停地做更多事情的冲动并不是源于内心的快乐，而是源于有关我们自身价值感的负面信念，或自我价值感的缺失。

对很多人而言，完美主义已经被扭曲成了一种优点：它意味着你有竞争力、有动力，并且总是想努力达到最好。对于完美主义者来说，痛苦属于弱者。事实上，大多数完美主义者并不认为完美主义会消耗他们自己或损害他们的人际关系。这才是"完美"的最大讽刺。

但请对自己诚实点。你真的快乐吗？例如，你是否发现自己总是在奋力奔跑，但无论你做得多好、付出多少努力或者去讨好什么人，你永远不会到达终点？这是一种内耗的生活方式。

过度工作会导致疲惫、焦虑、内疚、嫉妒及很多其他形式的痛苦，还会引发高血压等身体疾病。

在本书中，你会了解到，成为一个压力很大的完美主义者、一个不知疲惫地只想取悦别人的人、一个屡屡受挫的问题解决者，或者其他痛苦的生活方式，都会破坏你的幸福感。你会明白，你是如何一步步走到今天的。这不怪你，因为导致这一切的是你童年时期的"不安全型依恋"。你会明白为什么成年后你通过对自己的选择和言行负责可以让你从完美主义、讨好型人格等行为模式造成的痛苦中解脱出来。

请准备好接受你之前可能无法看到的自己内心深处的东西。了解影响你的"神秘"力量。例如，戏剧三角（详见第一章），它在我们社会的几乎所有地方都造成了破坏，是制造痛苦的行为模式的主要因素。它对你的期望和你的情绪应激反应产生了令人惊讶的影响，并使你故步自封。

随着不安全型依恋和戏剧三角的影响变得越来越明显，你将能够改变自己行为的重点，同时清楚你做出选择背后的动机。本书所介绍的八个步骤将带你寻找真正的自我意识和幸福。你会接受自己永远不可能变得完美的现实，但你能够而且一定会成为最好的自己。你虽然不完美，但你依然可爱、精彩。

建立一个有效的流程

平时你看到的大多数产品组装或使用说明书都是线性的。例如，你买了一辆新自行车，说明书上写着五个步骤，这意味着当你完成第五步时，你就把自行车组装好了。

处理情绪则是一个不同的过程，因为情绪会起伏不定，不是线性的，不会只向一个方向移动，强度也不会保持不变。情绪总是与我们同在。当我们直面而不是逃避情绪时，情绪才是我们真正的朋友。

如果你逃避情绪，你其实是在储存情绪。情绪不会因为你的忽视而消失。如果你选择隐藏情绪，它就会影响你潜意识中的信念。童年时期，你的信念主要是在周围发生的事件对你的情绪产生影响的过程中产生的。实际上，无论你是否愿意，情绪都会影响你。了解情绪会让你更容易释放情绪。和自己的情绪建立一种健康的联系是改变你生活的关键。

获得自我意识、爱和幸福的八个步骤

这些步骤旨在帮助你摆脱消极的行为模式，同时让你拥有自我价值感，使之成为新常态。这些步骤源于我的个人生活和十多年的工作，以及我与数千名客户和播客听众的咨询经验。他们使用这些工具改变了自己的生活。

你之前可能听说过其中的一些步骤，但本书的特别之处在于使用这些步骤的方法。要真正打破消极的行为模式，你需要从情绪出发，这需要勇气和行动力。这个过程就好像是在学习一门全新的语言：幸福的语言。

前六个步骤帮助你停止一些你一直在做的事情，最后两个步骤是你需要开始去做的事情。每个步骤都会把你带出舒适区，引导你进入自己内心的未知世界。有时你可能想把这本书扔在一边，或者一把火烧了它。请记住，这些时刻是你获得自我成长的最佳机会。这本书中任何会引发你激烈情绪反应的东西都是你改变的机会。有时，你会感受到极大的困难和恐惧，但我保证，如果你在这一过程中坚持了下来，你会开始将变化当作自己的新朋友。你将不再会因阻碍自己前进的信念而感到有压力、沮丧或情绪低落。

以下是获得自我意识、爱和幸福的八个步骤。

从第四章开始，你将会深入了解这些步骤，更好地理解这些模式为什么会存在，以及你认为它们对你有什么好处，如何打破这些模式。请不要跳过前三章，因为它们也非常重要，能

停止去做的事情	
1. 停止逃避恐惧、执着于结果	4. 停止满世界找问题
2. 停止追求完美	5. 停止做违心的事情，不再做受害者或牺牲者
3. 停止取悦他人	6. 停止"脑补"和"对号入座"
开始要做的事情	
7. 开始承担责任	8. 开始感受自己的真实情绪

为你提供执行每一步所需的工具。

　　读完前三章后，你可以随意按自己喜欢的顺序阅读第四章及之后的内容，练习第一个到第六个步骤。这六个步骤不是线性的。用日志写下你在回答练习题目时的答案，并跟踪关注自己经历的变化。请在安静的时候阅读本书，并进行反思；你会为自己这样做而高兴。事实上，哪怕只做一次练习，也会让你立刻感觉好一些。你按期做的练习越多，你对自己和对生活的看法就越会有完全不同的理解。你将学会如何控制恐惧，同时获得力量。我也鼓励你反复阅读这本书，因为每次阅读，你都会发现你之前阅读时可能遗漏的某个不同的方面，或者产生新的理解。

　　这种在情感上与真实的自我建立联系的努力是我做过的最

有价值的事情，我希望你也会有这样的感受。一开始，我并不知道幸福是什么。现在我知道了。我的幸福之旅让我有能力专注于人们为自己设置的障碍，并帮助他们做出最终唯一重要的转变：即从大脑（理智）到内心（情绪）的转变。卸下你的情感盔甲，控制你的焦虑，这份艰苦的努力将带你走向真正的自我接纳、情感自由、更真实的生活，并拥抱幸福。

目　录

序

引　言

第一章　不安全型依恋与戏剧三角 / 001

你怎么会是问题所在呢 / 001

不安全型依恋对你意味着什么 / 006

选择在戏剧三角中受苦：从受害者到拯救者到牺牲者

再到恶人 / 012

情感包袱——你能把它留在机场吗 / 019

第二章　蜥蜴脑是如何控制你的 / 023

什么是蜥蜴脑 / 023

消极思维的恶性循环 / 029

应激和诱因：听起来像派对 / 036

第三章　在基本层面与自己建立联系 / 041

学习情绪语言 / 041

处理情绪为什么很难 / 043

学会"情绪化" / 046

如何感受自己的真实情绪 / 048

培养自我意识 / 059

当心改变的阻力 / 061

第四章　第1步——停止逃避恐惧、执着于结果 / 067

恐惧令人生厌 / 067

了解恐惧的表现 / 069

恐惧信念 / 071

表观遗传学是关于影响的科学 / 074

厌恶恐惧并不能让恐惧消失 / 075

逃避恐惧的策略都是徒劳的 / 077

我们都害怕的妖怪：失望 / 080

从现在起，不要再逃避恐惧、执着于结果 / 085

第五章　第2步——停止追求完美 / 093

完美主义如何毁掉你的幸福感 / 093

完美主义是对未来的想象 / 095

完美主义是痛苦的 / 096

关于"没有错" / 102

为错误感到高兴 / 105

刻板≠幸福 / 106

麻木≠幸福 / 109

过度付出≠爱情 / 109

完美主义的轮胎爆了：改变不是一件容易的事 / 113

从现在起，不要再执着于追求完美 / 113

第六章　第 3 步——停止取悦他人 / 119

"我为了得到爱而取悦他人" / 119

取悦、恐惧与期待 / 126

操控 / 129

接受是个难题 / 130

假装自己是个木头人 / 132

究竟什么是界限 / 134

"自私"不是一个贬义词 / 138

什么是慷慨 / 143

从现在起，停止取悦他人 / 144

第七章　第 4 步——停止满世界找问题 / 155

问题真的无处不在吗 / 155

专注于问题和解决方案的益处 / 161

被无稽所困 / 164

要做一个问题侦探吗 / 170

从现在起，停止满世界找问题 / 173

第八章　第 5 步——停止做违心的事情，不再做受害者或牺牲者 / 179

说出自己的真实想法有多难 / 179

你最大的敌人是自己 / 185

你的世界在不断缩小 / 186

羞耻感让你无法说"好" / 189

既然注定要斗争，那我该如何停止斗争 / 194

等待回报 / 197

接受 / 199

从现在起，停止做违心的事情，不再当受害者或牺牲者 / 201

第九章　第 6 步——停止"脑补"和"对号入座" / 205

"脑补"让你陷入困境 / 205

有人在胡说八道吗 / 208

我怎么了 / 211

以生活为镜，自我反省 / 215

常见的假设领域 / 219

常见假设 / 220

从现在起，不要总是"脑补"和"对号入座" / 220

第十章　第 7 步——开始承担责任 / 231

是你的错吗 / 231

新策略——自我责任感 / 233

对自己的选择和行为负责 / 235

更多选择 / 239

打破自己的规则，来一次情绪冒险 / 240

爱上你的消极信念 / 244

建立真正的自信和自尊 / 247

XX _

敢于放手 / 250

从现在开始，承担起责任 / 252

坚持就会有回报 / 254

不要回避，不要动 / 254

第十一章　第 8 步——开始感受自己的真实情绪 / 257

让自己自由自在 / 257

像成年人一样说出自己的真实感受，直面自己的情绪 / 259

脆弱是一种生活方式 / 262

像冠军一样处理失望 / 266

真正爱自己 / 271

力量源自内心，而非蜥蜴脑 / 274

从现在开始，感受自己的真实情绪 / 275

结　语 / 280

致　谢 / 295

参考文献 / 296

第一章
不安全型依恋与戏剧三角

你怎么会是问题所在呢

当生活中出现问题时，你可能很难相信自己是问题的症结所在。这或许令人惊讶，因为你认为自己肯定是一个"明白事理"的人，甚至在某些方面出类拔萃。或许你是一个能力超群的人，或许你是一个付出不求回报的人，或许你很像"知心姐姐"，又或许你有比较强的控制欲。你可能会想，"这就是我。我付出了很多努力才走到今天。我做事向来井井有条。这是别人的问题。"

事实上，你最不希望的就是被别人发现你并不总是一个完美的人。什么？你可能会像其他人一样把事情搞砸？你很可能一直非常努力想要做到最好，这样就不会有人批评你或挑你的刺。你可能"穿了一层特氟龙"，向周围的人发出信号——"别想找我麻烦"，或者干脆成为特蕾莎修女的当代翻版。

如果是这样，你就会付出很多，每天活得很累，而事情从来都不会是完美的。即使你想把每一件事做得完美，郁金香周围还是会长满杂草。与生活的僵持会让你感到苦恼和焦虑。你只是继续加倍努力地去尝试、去思考、去寻找完美的解决办法，而且你已经读遍了天底下所有关于自我激励的书！

也许你是一位已婚人士，但却和另一半各自生活着，互相欺骗，不断地互相挑衅。或许你一次又一次地告诉另一半，你多么想和他／她更加亲近，但却从来没有实现。情感疏离已经成为你生活中不可逃避的现实。如果你在过去的十年里一直单身，可能意味着你是在彻头彻尾地逃避情感。单身并不快乐，但你已经放弃寻找恋情了，麻木了，告诉自己有工作、有朋友、有宠物就已经足够了。做任何事情似乎都不会改变自己的结果、人际关系或生活方式。

你的生活之所以陷入僵局，是因为你没有真正认清自己。你认为自己的所作所为无可挑剔，实则处处都有问题。如果你害怕被别人发现自己并没有如自己精心打造的人设那样完美，你就会纠结于每一个有问题的小细节。当生活不顺时，你会责怪身边的任何人、任何事。例如，"老板给我的指示本身就是错误的呀！"或者"我就是按照食谱做的呀，这是什么垃圾食谱！"

你并不是得了"错失恐惧症"，而是害怕被别人发现自己不完美。你不能忍受被别人知道你在生活中是如何把事情搞砸的。如果他们抓住这些小辫子来对付你呢？如果他们因此不再爱你了或不再认为你是一个充满魅力的人了呢？如果没有别人的认可，你会有怎样的感受？

如果你能准确地认清自己，你就会发现其实你才是问题的所在。你会看到自己解决问题时总是受制于自己的完美主义倾向、讨好型人格倾向、控制欲、害怕被揭穿的恐惧，还有你的一意孤行、难以合群，等等，所有这些都是你自己的原因。

很多人都无法理解自己是如何影响自己的生活以及为什么事情会变成这样。尽管他们在理智上知道自己在做什么，但在情感上、身体上和语言上仍然无法意识到自己在做什么。

过去，我会因为男友无法满足我的需求而分手。我的需求很多，例如规划我们的约会日程且任何时候都要以我为中心。当时，我不知道为什么这对我很重要。我只知道我一直在努力，我用自己的时间和对关系的投入为他做出了牺牲，所以我对他也抱有同样的期望。不论他做了什么或者没做什么，我似乎都容易反应过度。我不喜欢感觉不舒服，不喜欢让他觉得我很黏人或容易失控，我希望他也能明白。在努力控制我自己的感受和试图改变他的过程中，我会提出分手。这样做是为了让他害怕失去我。因此，我用这样一种戏剧性的方式，希望让他做出承诺，让他觉得我是对的、他是错的。

你会觉得这是糟糕的策略吗？不要紧，它并没有真正奏效。我一直感到焦虑不安。如果这是海战棋游戏，我会失去我所有的船。我不明白，控制、逼迫、争论和在无助的受害者与拯救者之间摇摆不定并不能解决我的问题。我所做的只是做出反应，掉入了自我厌恶的黑漆漆的"兔子洞"。我感觉自己快要疯了。这样的状况持续了好多年。有时候我真的相信，如果我反复跟他唠叨他的缺点，或者给他买足够多的书，那么事情就会向我期望的方向发展。

人是很难认清自己的。别人可能会提出意见或批评，但他们永远不会真正捕捉到我们内心深处的东西。通常，只有通过观察自己对生活的反应，我们才能对自己有所了解，并发现我们的反应直接来自于我们条件反射式的偏好。我们可能认为这些偏好是事实，但它们其实只是习惯而已。

关键是要知道为什么我们会有这样的偏好。在日常生活中，你会有一个更深层的动机，这种动机与你的反应无关，而与你最初为什么会做出反应有关。这种动机来自你过去对事情的感受，以及你在那些事情中对自己的看法。例如，你可能痛恨自己下雨的时候没有带伞，因为在过去，在做某件重要的事情之前，你曾被淋了个透。因此，自那以后，即使是晴天，你也会随身带伞。你的动机驱使了你的行为。不知道自己的动机，你就无法了解自己。

关注自己的所作所为和行为背后的动机会让你明白你才是自己走向幸福的道路上最大的障碍。人的感觉会影响思想，思想也会影响感觉。你看待外界的看法会影响你的思想和感觉。之后，你就会对它产生反应。你每天面对各种各样的事情时都在这么做。你可以暂停一下，想想自己一天会做出多少反应，包括你对别人以及对你无法控制的情况做出的反应。如果你留心，你可能会注意到自己正在对生活中遇到的每个人做出判断。

你并不会主动注意到大多数这种脑海中的"声音"，但它确实会影响你。你可能还会注意到自己比较易发怒或紧张。这种紧张或焦虑也是一种反应。当你更深入地去关注紧张，而不是从紧张中得出结论时，你可能也会注意到其他感觉，甚至可能包括痛苦的感觉。

观察自己对日常生活的反应是解决问题的第一步。在你走向通往幸福的道路之前，你必须首先知道自己在哪里。

不安全型依恋对你意味着什么

婴儿无法选择自己的父母。你无法像翻阅一份产品目录一样去选择完美的父母。你会和照顾你的人一起回家。他们中的一些人并不自知。事实上，他们可能看上去比较粗暴，或者凶残、不屑或焦虑。也或许他们依恋于你，对你过度保护。但问题是，他们可能把你"搞砸了"。痛苦的条件反射是无法逆转的。这就是你在读本书的原因。在本书中，被搞砸就像是做一个很酷的孩子，因为你是明星，现在正在走进一个全新的剧本。

对于"不安全型依恋"以及本书中的其他概念，需要知道的是，它们都只是条件反射。你其实在很久以前就学会了如何运用这些"避免幸福"的负面方法。幸运的是，因为这些方法是你后天习得的，所以你同样可以忘记或摆脱它们。

依恋是亲子关系的一个方面。一个拥有安全型依恋的孩子会觉得自己的需求能够被照护者满足。1969 年，心理学家约翰·鲍尔比（John Bowlby）提出了"依恋理论"。他认为，童年早期对照护者的依恋给孩子提供了自我价值感的基础，能让他们在日后的亲密关系和其他关系中体会到自我的重要性和稳定性。

所以，父母为你提供的环境安全与否决定着你如何建立自己认知世界的模型，特别是在情感认知方面。1970 年，与鲍尔比合作的心理学家玛丽·爱因斯沃斯（Mary Ainsworth）在鲍尔比的理论基础上进行了自己的实验。该实验名为"陌生情境"，实验对象为母亲和婴儿，这些婴儿的年龄为 9 ～ 18 个月。实验分为八个时段，孩子们或是被单独留在一个房间里，或是和母亲在一起，或是和一个陌生人在一起，或是和母亲以及一个陌生人在一起。在母亲离开孩子的瞬间和重新回到孩子身边的瞬间，孩子们的反应会被观察和记录，他们的依恋类型以及其他行为也会被记录下来。通过这项实验，爱因斯沃斯认为，拥有安全型依恋的儿童会尊重自己和自己的需求，而拥有不安全型依恋的儿童则自我价值感很低，因为他们已经形成了负面的自我形象。心理学家的理论是，依恋类型将持续影响儿童在青春期和青年时期的情绪调整。这些早年的生活模式还可能延续到成年生活中。

等等，难道我不能成为一个拥有安全型依恋的孩子吗？

也许会吧。安全型依恋会让孩子信任他人、信任自己、信任生活所带来的一切。这些孩子拥有发现、联系和坦诚与他人交流所需的安全基础。他们成长的过程中有很强的幸福感、安全感和动力。拥有这个基础会给他们一种信任感。他们起初不会怀疑，不会猜测别人想从他们那里得到什么。这些孩子不会通过耍杂技来引起他人的注意。他们对自己评估世界的方式以及自己在其中的位置充满信心。

在应对变化时，这种信任的能力会发挥巨大的作用。拥有信任能力的孩子能够适应和应对压力，并在情感上保持韧性。这些都为培养情商奠定了坚实的基础。拥有安全型依恋的孩子更容易获得四种情商能力。这四种情商能力是由约翰·梅耶（John Mayer）和彼得·沙洛维（Peter Salovey）于1990年提出的。这两位学者首次创建了探索和定义情商的框架，将情商分为四个分支能力：第一，准确感知自己和他人情绪的能力；第二，利用情绪促进思考的能力；第三，理解情绪、情绪语言和情绪所传达的信号的能力；第四，管理情绪以实现目标的能力。

拥有安全型依恋的孩子的父母通过关注并满足孩子的物质和情感需求，为孩子自尊的形成奠定了坚实的基础。拥有信任和同理心，能够理解各种关系，以及懂得如何进行语言和非语言交流等，这些对拥有安全型依恋的孩子们来说是很容易的。

听上去不错！我也来试试！

现在，让我们走一小段路到街道的另一边吧！你可能就在那边。

以下是不安全型依恋的负面影响：照护者的行为或者反应的不一致会影响孩子们的依恋质量，特别是重复行为和反应。也许父母中的一方或父母双方本身就是有缺陷的，因为他们从小受到的教育就是这样的。也许父母中的一方或父母双方缺乏情感上的依恋，又或者他们在情感上依赖你，因为你是他们的孩子。是的，这就涉及你的地盘了！也许他们不相信你有足够的能力去决定自己真正想要的东西，或者他们过度保护你，生活围着你转，为你抵挡所有失望和不如意，那么你就无法学会如何直面生活，而不是逃避生活。又或者，也许你很早就失去了父亲或母亲或父母双亲，也许你的父母长时间住院，也许他们由于工作原因不常在你身边，这些也会影响你对他们的依恋。

如果他们不知道如何为人父母，那么你作为他们的孩子在边界或情感安全方面也学不到太多东西。基本上，他们会给你造成相当大的情绪困扰，你需要找到一种生存的方法，所以你自己想办法找到了某些地图和指南针。你学会了逃避情绪，因为它们让你感到艰难和痛苦。对于小小的身体来说，负面情绪可能是巨大的，甚至是无法抗拒的。所以，对那些旧的情感说再见吧！谁还需要它们呢？通过建立防御性的心理策略，你在不断被拒绝的环境中找到了安全感，这些策略缓解了沮丧和痛苦，缓和了你紧张的情绪。

在继续下文之前，我必须指出，本书不是要你去责怪自己的父母。理解依恋的重点是让你更清楚地知道你的问题是从哪里开始的，它是如何影响你的，以及你如何解决它。

如果你是一个拥有不安全型依恋的孩子，那么可能在很多时候你都很伤心，你会拒绝靠近父母，或者你可能已经把自己变成了一个独立的小大人。我就是这么做的，我妈妈把我叫作她的"小战士"。如果你的童年和我的一样，你用来保护自己的主要策略可能就是永远不要做一些情感上可能带来危险的事情。例如，表现出对亲密、温暖、感情或爱的渴望或需要。在电影院或在别人面前哭是非常可怕的，这会让你吸引错误的注意力。你仍然想要在身体上接近父母，但你在情感上却已经变得疏离了。你需要得到认可，但无法从有缺陷的父母那里得到认可，所以你在学校、通过朋友或其他方式寻求认可。你很清楚，自己必须到别处才能获得归属感和被接纳感。

　　甚至在很小的时候，我们这些拥有不安全型依恋的孩子就必须学会避开麻烦，因为我们意识到，我们的照护者对真正了解我们或我们的感受几乎没有兴趣。这给我们留下了一个无底的空洞。我就是那样的一个孩子！

　　我们把这些策略带到了成年时期。现在，一想到与他人在情感上亲近，我们可能就会冒出一身冷汗。我们认为，在情感上与他人亲近应该保证没有人受到伤害或被排斥，但这是一个幻想。很多拥有不安全型依恋的孩子终生都是单身，或者满足于差强人意的亲密关系，永远不确定我们是否做出了正确的选择，或者觉得我们别无选择。内心的空虚无处不在。我们变得擅长制定既能使自己获得关注又能逃避关注的策略。

　　制定目标时，策略在商业上可能很有用，但对于获得爱和关注却不尽然。事实上，我们最终可能会在工作中取得相当大的成功并获得认可，这也使我们能够与世界保持情感上的距离。对很多人而言，拥有不安全型依恋意味着你的智识占据了上风，挽救了大局。你通过努力达到了超越自我的境界。你可能已经成为一个成就超群的人，一个出色的表现者，或者是典型的讨好型人格者，尽己所能来避免负面后果。你做到了完美，也保持着完美。但是，处在这种状态下的你感觉如何？你的幸福指数有多高呢?

如果你从小就经历了不安全型依恋,你就无法体会为自己的感受负责的感觉。这不是你的错。这是你的条件反射。你从来没有学过这一点,也就没有合适的工具。你可能不知道如何采取由情绪激发的行动,或者如何走出某种对待生活和他人的反应状态。无论你是焦急地奔向你认为会填满你的东西,还是似乎在逃避它,你都会得到同样的结果:缺乏真正的联系、幸福和爱。

事实上,所有这些答案都藏在你的内心。相信你能学会如何不再去寻找自我之外的问题,以及你用来逃避自己答案的所有其他行为。让我们从今天开始,从"虽然你搞砸了(但没关系)"开始。

选择在戏剧三角中受苦:从受害者到拯救者到牺牲者再到恶人

现在,让我们揭开面纱,看看还发生了什么。戏剧三角,也被称为卡普曼戏剧三角,能够给出很多解释。事实上,戏剧三角随处可见,不仅是在你自己的生活中,还有电影、歌曲、电视节目、你和朋友的关系中，等等。这是一种社会可接受的有缺陷的存在方式。

什么是戏剧三角

卡普曼戏剧三角最初是医学博士史蒂芬·B. 卡普曼（Stephen B. Karpman）于 1968 年在《童话和戏剧脚本分析》中提出的。它是一个倒置的三角形：左上角是迫害者，右上角是拯救者，底部是受害者。后来也有几个变体版本。在我自己的版本中，拯救者同时也是牺牲者，因为它们互为一个角色的两面。

戏剧三角的三个点在本书中有什么含义

这个三角形代表了我们无意识地选择参与其中，与其他人相关。它展示了冲突中的人们之间的权力平衡是如何转移的，并指出不同的个体如何在日常生活中进行互动。三角形上的三个点都表明，人在与他人斗争的过程中是缺乏个人责任感的。

不幸的是，三角形上的这些点不仅会发生紊乱，还会令人情绪疲惫，并可能对相关的人造成伤害。在三角形上移动的人会根据情况改变位置，甚至他们都不会意识到这一点。受害者认为需要由迫害者和拯救者来拯救他们。需要某个人的同时又不被其尊重会促使一些受害者成为迫害者，但他们又对迫害他人感觉很糟，因此又想要拯救他们刚刚迫害过的人。

从迫害者到拯救者再到受害者，无论是以何种顺序，都很难让人知道你在做什么。你也不知道自己为什么要这么做，因为你从小就习得了处在这些位置上的动机，只是处于"自动驾驶"状态。

你决定让事情变得具体一些，也许你会主动要求："我想我们周五晚上去度假，而不是周六早上。"假设你没有如愿以偿，你会怎么做？受害者会为自己感到难过；迫害者可能会强迫他人顺从或斥责他人，让他们感觉很糟；拯救者则认为自己必须更加努力地解决问题或变得更加利他。

当这些情况在我们的生活中频发时，戏剧三角就像一股暗流，逐渐让你失能。处于其中的每个人都是一个囚徒，除非他们能够在自我意识的层面上审视一切。如果没有清晰的意识，处在戏剧三角上的每个参与者都无法解决真正的问题。

戏剧三角中的迫害者是什么样的呢？想想电影中的反派，真人秀节目中的奇葩，甚至情歌歌词所指的对象。你有没有注意到情歌有多悲伤？大多数情歌都是唱给抛弃者（即迫害者）听的，因为歌者（即受害者）感到自己无力改变任何事情。迫害者被视为有权力的人，尽管这不是什么真正的权力。在家里谁说了算？迫害者。谁会欺凌弱者、指责别人、独行专横、吹毛求疵和急于控制别人？还是迫害者。你的老板是不是很爱骂人？你会觉得他们就是迫害者。你的另一半会告诉你该怎么做才会让他／她开心吗？那他／她就是迫害者。是那个对你不忠、让你孤立无援的人吗？对，这就是迫害者！

拯救者又是什么样的呢？他们在指望什么？叫他们拯救者也好，修复者或牺牲者也好，他们总是太过关心他人以致不知道自己的感受或自己真正想要的是什么。他们心里总是装着别人。他们回避自己，通过过度关心受害者来掩盖这一点。他们看似对他人给予无微不至的照顾，几乎不会被他们所拯救的人视为是控制。但拯救者会在头脑中留着一张记分卡，记录他们为他人所做的一切，并通过这张记分卡获得一种优越感。（这也是他们最终成为迫害者的原因，特别是当他们最终失控之时。）他们是不良行为的助推者。当你被困异国他乡时，他们会向你伸出援手；虽然你们不熟，但他们会去那里接你！对他们来说，没有什么任务是太过分或太艰巨的，只要他们能够得到认可就行。当然，这种认可持续的时间要很长。这还不会使得他们满足。从本质上讲，拯救者会很生气，他们会觉得："我为人人，但无人为我。"事实是，拯救者确实想要得到拯救，但他们看上去总是能自己处理好一切，所以没人相信他们需要任何帮助。

事实上，接受别人的帮助会让他们感到软弱或羞愧，他们不想欠任何人的情。相反，拯救者希望受害者拥有超感知力，以不破坏他们的优势地位的方式满足他们的需求。这是一把双刃剑，因为他们只有在拯救别人时才会感受到认可或拥有权力。表面上，拯救者并不认为他们需要任何帮助，因为他们必然已经"搞定"了。

现在我们再来谈谈受害者。受害者有很多不同的类型。他们表面上是最弱势、最无力的群体，但在表面的被动之下却是操纵。受害者经常为自己举办"同情派对"，但也会感觉到自己受到了其他人的迫害，他们会想"我宁愿一个人待着""我讨厌男人（或女人）""他们都是坏人""我真可怜，没有人会为我付出""我孤身一人""没人关心我"以及"如果我走了，没人会想念我"。这个角色是向内控制的。任何认为自己的情绪状态受制于他人的人都是受害者。例如，受害者可能会说："我不相信你周五晚上不带我出去仅仅是因为你要工作到很晚。我觉得你一点都不在乎我。这是你欠我的。"

受害者的角色还有哪些表现形式呢？他们对做决定感到恐慌，因为担心有人会不满意。他们会就自己生活中正在考虑的决定征求他人的意见。他们表现得满不在乎，内心却觉得自己是别人的牺牲品。受害者会抱怨他们从未被选中或者自己不够有吸引力或不够有趣。每当你感到无力、绝望、失败、羞愧或精疲力竭并责怪别人时，你就是一个受害者。

受害者没有权力，但他们从沉浸在痛苦中获得了一种不同的权力，即让世界感到内疚的权力。他们不需要对任何人或任何事负责。在戏剧三角中，走向"受害者"的位置可能会让你松一口气，因为没有人对你抱有任何期望。

在戏剧三角中，没有人承担责任，也没有人践行任何形式的自我照顾。所有人都在等待外部的事物来迫使他们采取行动，这真的是一种反应，因为当另一个人做了让他们不高兴的事情时，戏剧三角的"派对"就开始了。我们身处这个三角形当中时，会发现自己无法做到真实，因为每个位置上的人都想赢。

看看我们整个社会是多么沉迷于真人秀、肥皂剧，人们看别人生活中的"戏"如何展开时就像在围观一场火车事故。我们之所以被吸引，是因为自己喜欢看别人的戏。我们自己的呢？不是很多，但你会买电影票去看好人（拯救者）试图通过与坏人（迫害者）战斗来拯救陷入困境的少女（受害者）。这是我们一次又一次看到的经典模式。想想《布里吉特－琼斯日记》（*Bridget Jones's Diary*）中，休·格兰特（迫害者）、科林·费尔斯（拯救者）和蕾妮·齐薇格（受害者）。在《南方公园》（*South Park*）中，卡特曼是一名受害者、迫害者、拯救者，一个小家伙一人分饰三个角色。他可以是个恶霸，但只要被欺负了，他就会跑去找他妈妈（或任何愿意倾听他的人），而他和他的朋友们也会经常帮助他人。

我们观看这种娱乐节目是因为其中的场景都是自己非常了解的。我们从小就习惯于这样思考，所以自己看不到其他的方式。我们觉得必须得有一个赢家、一个输家，一个好人、一个坏人，我们会为拯救者喝彩。

这是影视娱乐。在现实生活中，这却是痛苦的。它是不真实的，是令人精疲力竭的。戏剧三角的对立面是幸福和赋能，但我们并不把幸福和赋能看作一种选择，除非这种幸福依赖于其他人。

练习： **认清戏剧三角**

要认清生活中的戏剧三角，在阅读本书的同时，你要花点时间关注流行文化。看电视节目时，看看你能否辨识出不同的角色，以及人们如何在戏剧三角中变换位置。通过了解自身之外的戏剧三角，你就能更清楚地认识自己。

花几分钟时间写下你对以下问题的回答：

1. 你现在注意到了什么是你过去可能没有注意到的？你能看到这种戏剧三角的情况是多么令人感到无力吗？

2. 现在，将这种意识转移到你自己的生活中，看看你在其中扮演的每一个角色。我保证你会这么做的。花几分钟画出你在工作中、家庭中和朋友之间注意到的戏剧三角。

3. 下一次当你发现自己处于戏剧三角中的某个位置时，停下来问问自己，你想要迫使自己做什么。大多数人甚至不知道他们为什么想要实现目标。想一想，如果你放弃自己的角色，听天由命，会发生什么。如果你想为了让自己开心而让别人去做某件事，那么就不要让他们去做，而是自己去做。这才是赋能的开始。

情感包袱——你能把它留在机场吗

无论走到哪里，情感包袱都会跟着你。你很难打开它，因为你经常无法看到它。情感包袱是看不见的，但它的影响巨大。你可能不知道这对你的人生观有多大的影响。

想象一下，小时候，这个情感包袱是空的。渐渐地，你的生活中发生了一些事情，情感包袱也渐渐装满。其中一些事件会给你带来情感上的影响。还记得小约翰尼拿着剪刀跑的时候发生了什么吗？他摔倒了，割伤了，还缝了几针。可以肯定的是，小约翰尼记得那件事，他回忆起那件事时，仍然害怕得脊背发凉。那么，他长大后成为专业吞剑手的可能性就会大大降低。不仅如此，他的情感包袱也开始有了一定的重量。

随着你的经历不断丰富，你对世界的看法也会发生变化，你的情感包袱会渐渐填满，从而产生反应。你过去能做的事情现在会让你很恐惧，所以你会逃跑、躲藏、过度补偿或指望魔术来防止这些事件再次发生。你可能不明白为什么，但是，那个情感包袱似乎更重了！而你是看不到它是如何影响你的选择的。

沉重的情感包袱意味着你对自己和这个世界产生了一种信念。依恋问题，以及你身边那些戏剧三角的热情参与者，都让你不断了解着这个世界和你自己在其中的位置。每当负面事件发生时，它就会产生一种负面信念，一种你一遍又一遍地在强化的信念。你总是害怕这种负面信念是真的，这是你的情感包袱如此沉重的部分原因。

追求完美、讨好他人或让自己拥有其他会让自己很累的特质，都是因为情感包袱太过沉重。你可能真的很努力地在忽略它的重量，希望自己做很多的事情就能让它变轻。例如，开半小时的车专程到干洗店帮朋友取她的裙子，即使你还有自己的差事。结果却恰恰相反，你非但没有觉得负担变轻，反而发现自己对小事反应过度，事后还感到困惑，自己到底是怎么了。正是那些反应过度的时刻会帮助你了解自己的情感包袱里面装的是什么。

你想把情感包袱像扔手榴弹似的扔掉。情感包袱可能很难处理，因为要处理它，你首先需要知道它在哪里。即使你知道它就在哪里，要处理它也意味着你要为在不知不觉中把更多东西塞进情感包袱时所做的选择承担责任。好消息是，处理掉它之后，你就不必再从同一个糟糕的视角看世界了，不必在未来做出同样选择。

任何时候，每当证明你错误的信念是真的时，你的情感包袱就会加重。无论你感到沮丧、惊慌失措，还是试图说服自己每个人的情况不同，统统都没有用。这些办法都不会将你的情感包袱减轻一丝一毫。当这个情感包袱大到塞不进后备厢时，你就会逃避自己所担心的会再次出现的情况。你情绪激动地逃开了。你可能变得更完美了，所以没有人会觉得你是个失败者

（我不这么认为，但你是这样认为的，这就是为什么你才是问题所在）。把问题归咎于特定的事件或某些人、地点、事情和情境的做法会妨碍你去处理自己的情感包袱。

那么，你准备好卸下一些不值钱的包袱，踏上通往幸福的道路了吗？那就准备好从无意识状态到感受自己的内心和迈向情感自由开始吧。

第二章
蜥蜴脑是如何控制你的

什么是蜥蜴脑

蜥蜴脑，即边缘系统，是大脑中最古老的部分，其职能是确保生存。科学显示，人在感到害怕时，蜥蜴脑会激发逃跑或战斗的欲望。蜥蜴脑操控着人的基本需求，例如对食物、性和爱的需求，是许多情绪和心理产生的根源，同时也是人潜意识的一部分。

你是否想过自己为什么会反复出现同样的反应，或感觉被迫以重复的方式去做同一件事情？这一切都是因为蜥蜴脑，正是它在控制你，就像一位保护欲过强的父亲或母亲因为非常担心你的安全，会对你说："小心有车！"即使你抱怨自己的处境，生物本能也会告诉你："这样是安全的。"所以很难将其改变。重复对蜥蜴脑而言至关重要，通过你一成不变的做事方式，它就能确定你还活着。一旦你想做出改变，恐惧就会像带刺的铁丝网一样环绕在你身边。你可能都不理解自己这样做为什么会感到恐惧，因为真正的幕后推手蜥蜴脑不易被察觉，就像《绿野仙踪》里的角色那样。

戒烟、减肥或结束一段不健康的关系之所以很难实现，是因为蜥蜴脑将这些习惯视为常态，为了让你继续活着，它不希望你做出改变。这就是矛盾所在。蜥蜴脑不会在你感到快乐的时候为你欢呼，也不在乎你内心深处的欲望，它只关心你是否还活着，是否还在呼吸。对蜥蜴脑而言，最好的操控方式莫过于能让你在"自动驾驶"的状态下做任何事，例如开车、骑车或刷牙，最好是连你自己都不知道自己在干什么。在自动化状态下，人很难有自我意识。

正是这种自动化的生活方式使得你的生活僵化。每天起床后，如果没有什么新鲜事从天而降，那么你的想法就跟昨天的并无差别。即使有新鲜事发生，你的想法可能也没有变化。在一天当中，你可以留意一下，自己的想法和感受跟前一天其实是一样的。你可能会感到焦躁，不知道自己为什么要加入通勤大军，穿过拥堵的道路去上班。这是一种重复的状态，你会对相同的想法和感受做出反应，但从不深入思考为什么要这么做或为什么这么想。每天都过着重复的日子。一成不变的安排能给蜥蜴脑带来安全感。

孩童时期，如果你的情感需求无法得到满足，那么很显然你就不会有安全感，而只会感到某种空虚和不安。如果父母在情感上忽视你、轻视你或者对你进行过度保护，那么你就会有情感安全问题。在潜意识里，你会时刻警惕危险，力求捕捉到任何麻烦的征兆，以便立即采取行动来保护自己。如果是走在一条黑暗的小巷，这种警惕对你来说是有利的，但一刻不停地判断周围的环境是十分令人疲惫的。这会使你像个侦探一样，从他人的言行中寻找蛛丝马迹，并且会尤其关注那些可能有问题的线索。

现在来做个小实验。请暂停阅读一分钟，问问自己："我正在想什么？我在关注什么？这是我吗？"

不，这是另外一回事，对吧？请留意你在集中注意力关注除自己以外的事物时是什么感觉。然后开始实验的下一步：在你专注于某个事物时会产生什么样的感觉？试着寻找一种联系。能找到什么联系吗？你可能什么也感觉不到。没关系，我真正想让你注意的是，你并没有将注意力集中在自己身上。现在，我想介绍一个很好的技巧：请把注意力转向自己的胃，真正专

注于胃部，看看会发生什么。注意到区别了吗？区别在于你会
有不同的感受。你可能也不知道具体是什么样的感受，但是你
知道这是一种不一样的感受，对吧？如果你一直在挠头苦想为
什么自己的内心没有发生改变，现在你就知道了，这是因为你
一直都在关注自己之外的事物，而非自己的内心世界。

很多关于自我激励的书籍或研修班之所以只能起一时之效
是因为你之前的想法和感知只是在智识层面吸收了其中的信息。
这些信息听起来不错，好像最终能解决你的问题，至少在问题
出现之前都是如此。但当问题真正出现时，你的蜥蜴脑又会被
激活，复制之前的做法，很快你就会发现自己还会做出跟以前
一样的反应："我很擅长冥想，但我还是会冲我的男朋友大吼大
叫，让他不要把碗放在水槽里！"本书会谈到感知自我反应的
技巧，帮助你迈出改变自己的重要一步，以确保即使出现问题，
你也不至于太恐慌。

此外，蜥蜴脑还会在你脑中形成一种声音，不停地说你
有多傻，例如"你真是个恶人""谁会这么做呢""我真不敢
相信你对她说了那些话"。这些话其实是在以另一种形式来保
护你的安全。不过，这种贬低和羞辱的话是怎样起到保护作用
的呢？

一旦你把事情搞砸，大脑中试图保护自身安全的部分希望你能清楚地知道，你的行为会以某种方式威胁到你的安全。你犯的错误对你遵循的准则构成了威胁，因此蜥蜴脑希望你能立刻停止一切，不要再继续。这是否意味着情况真的会对你构成威胁呢？其实不然。蜥蜴脑并不知道真实威胁和情感威胁的区别，因为身体对恐惧的感知是一样的。

多年前，我的一个商业伙伴实在是受够了我，想知道是什么把我变成了一个工作狂。我从未关注过自己的内心。不知何故，当时就像有个灯泡忽然闪了一下，让我瞬间意识到，自己一直很努力是因为想成为与父亲一样的人。小时候，我母亲总是跟我说我跟父亲很像，如果他们离婚，我会跟父亲一起生活。"你太像你爸爸了"，这句话或许能解释我的一切行为。不过我跟父亲的关系并不好，因为他大部分时间都不在家，即使在家，也总是心不在焉。他给予我的积极关注少之又少。不过不知为何，母亲说我很像他时，我感到自豪，因为他在工作中很成功，而且很幽默。我在工作中也遵循着父亲的成功理念，想要得到他的认可，但他从未给过我。

显然，我仍无法接受自己，我的小蜥蜴脑督促自己拼命工作。我是个工作狂，而且内心住着一个不知疲倦的批评者。我完全不爱自己。这一点从没有使我离认可更近一步，也没有使我获得更多幸福感。即使是在那次"灯泡瞬闪"之后，我仍然连续多年保持着一贯的模式。即使我深知自己的动力来源是想成为像父亲那样的人，我也不知道该如何停止。我已经处于自动化状态，只是想要生存，而不是去深入研究该如何改变或如何摆脱这种自我毁灭式的习惯。

每个人都会像我一样从自己的家人、朋友、同学身上以及整个社会中学习如何生存。蜥蜴脑会持续记录这些信息，为你对待生活设置许多规则。只要你还活着，只要外部环境尚可，你的生活就完全是靠潜意识在指挥。

或许你觉得这些都是胡说八道。如果你只是想控制世界以确保安全呢？如果住在你内心深处的那个批评者是一个总是在聒噪的傻瓜呢？嘿，你猜怎么着？任由世界以一种可怕的方式控制你的情绪和态度并不会给你带来渴望已久的东西，也不会让你感到快乐。

我想用科学的观点来解释。有许多关于幸福人群的研究都集中在"控制点"上，也就是人们自认为对那些能对自身生活产生影响的事件的掌控程度。内控者不仅坚信"一切都会过去"，还会认为生活尽在自己的掌控之中。这种掌控并非是针对其他人或外部事件，而是对于他们自己的行为和反应的掌控。他们相信，在很大程度上，事情会朝着最好的方向发展。他们有着稳定的幸福感，不会给自己的情绪包袱增重。大多数时候，他们都感觉非常安全，而且他们的蜥蜴脑也不会全天候地发布命令，更不会有随之而来的自我批评。

相较之下，外控者总是感觉不安，觉得人力不如天命。

任何时候，企图通过依赖外部世界来达到良好的内心状态都是在自找麻烦。你的恐惧可能一直处于自动化状态，未曾被察觉。改变自己内心力量的平衡能防止蜥蜴脑试图先入为主地控制你的所见、所想和信念。如果你能意识到蜥蜴脑的存在以及它所带来的恐惧，那么你就能改变自己的感受和行为。

消极思维的恶性循环

最简单的生存方式就是用一定的模式来控制自己的行为和选择。自原始时期，模式就一直是一种生存手段：大自然的模式、太阳系的模式、其他人的模式，等等。例如，原始人从山洞中看到了一只张牙舞爪的老虎，关注它在黄昏时的捕猎模式。某天，原始人看到它吃掉了一个邻居的父亲，因此后来每次看到它，原始人都会感到恐惧。这种情绪冲击影响到了原始人的信念体系。他会想："出去就会死。"原始人由此形成了"避开老虎"且"天黑后不要出门"的模式。

人们总是从自己的周遭寻找模式，却很少在自己的内心寻找模式。倘若你无法意识到自己重复经历的事情是沮丧的来源，你就无法观察到属于自己的模式。

所有的模式都是你亲手打造的，不过时日已久，你可能都不记得了。这些模式都形成于你的信念体系之中，而该体系又位于你的潜意识层面，是蜥蜴脑的一部分。这些模式会从你的言行中收集证据，证明你的信念是正确的。如果你觉得自己会输掉这场棒球比赛，那么这些模式会竭尽所能让你的想法变成现实。想象一下：你错过了飞来的球，然后在开始击球之前，你从心底就担心自己会三振出局（三击不中而出局）。你猜怎么着？你果然就三振出局了！

在自动化状态下，这些模式会确保你的信念不受挑战。如果你无法将这些节点联系起来，或者忽视这些节点，看不到这些模式背后的动机，那么你就会一直重复做同样的事情。面对逆境时，你的模式会不断驱使你指责外部世界："全世界都这样对我！"你会带着这种"生存本能"面对各种情况，无法对新的体验敞开怀抱。你会说："在员工会议上我就知道我的老板不是个好东西！""不管什么时候我下班回家，孩子、老公和狗都会把家里搞得乱七八糟！""我太累了，饶了我吧！""他从来不会在下午六点钟以后给我打电话，真是太气人了！"你不知道这些模式是怎样蒙蔽你的，又是怎样给你带来无穷无尽的沮丧的。

毫无威胁的环境怎么能滋生出像"要变得完美"和"要隐藏真实的自己"这种令人生厌的消极模式呢？你已有的信念体系基本塑造了你的感知和行为。信念体系才是模式（无论是积极模式还是消极模式）背后的动机。

孩童时期，你会反复对发生在自己或周围人身上的事件做出情绪反应。蜥蜴脑就像摄像机一样，会把这些信息都记录下来，认为它们都是有意义的。你的反应与事件的不断重复，就会合力打造出一种信念："这种事经常发生在我身上。"

信念也来自于你的父母和社会。在遇到麻烦或被牵扯进一些消极事件后，你会形成一些消极信念，这些信念在你的情感中挥之不去。这些信念不断地在日常生活中收集证据，以证明自己是对的，即使你拼命阻止都无济于事。信念之所以要自证是因为这是你作为一个生物体的生存基础。如果你认为自己脚下有路，那么你就会持续前进；而万一你认为下一步就会迈进万丈深渊呢？如果你的信念足够坚定，无论这个信念听起来有多么荒谬，其他人都难以说服你放弃。

举个例子。小时候，你因为表现不好被责骂了，你感到很痛苦。你不喜欢这种感觉，所以就记住了一个消极信念："表现不好会带来痛苦。"同时，你还创造了另一个消极信念："是我自己不好。"随后你又创造了一个积极的信念："保持完美就可以避免被责骂，这样就不会痛苦了。"

进入成年后，这种自动化的生活方式使你无论在哪里都会寻找证据来证明自己不好。"痛苦不好，完美才好"这种信念一路伴随你长大。因此，你会以自己认为完美的方式来做事，这是你为了达到完美而做出的过度补偿。多年来，你不断地自我消耗，但因为你自认为这是你生活的常态，所以可能也没有意识到自己在追求完美的道路上已经筋疲力尽了。最后，无论你的过度补偿达到何种程度，总有新的证据出现，证实"我不好"这个想法。（你不是真的好或者坏，只能说你是一个把事情搞砸了的小笨蛋，依然可爱。）

我的客户丽莎，七岁时产生了想要帮忙打扫房子的想法。就在那时，她的完美主义倾向被激发了，她想把事情干得漂亮以获得赞许。她进行了彻底的打扫，甚至扔掉了她继母的一小块布。继母发现后大发雷霆。显然，那块布很重要，是继母用来补沙发的布料样品。随后，继母对着丽莎大喊大叫，说她不为别人着想，丽莎只是沉默。她不知道自己做错了什么，甚至困惑究竟什么是好什么是坏。她也曾努力做到完美，希望得到认可和关爱，但并不奏效。对于一个七岁的孩子来说，扔掉一块看起来没用的布只是无心之失。

在治疗过程中，丽莎还回想起了很多自己的行为遭到误解的时刻，特别是当她进行过度补偿或想要达到完美的时候，总是适得其反。正是这些经历使她产生了一种信念："我不可能把事情做好，所以我不是个好人。"这些想法使她的情绪包袱不堪重负。

作为成年人，丽莎继续努力工作，力求完美。她需要别人明确地告诉她她很好。她为这些人做力所能及的一切事情，避免被他们发现"我总是做错事"这一致命缺陷。更糟的是，只要没有感受到被拒绝的痛苦或让别人失望给自己带来的痛苦，她便可以完全不顾自己的感受。丽莎不断地自我补偿，活得很累，而她所有的努力都无可避免地会碰壁，甚至还会意外地漏掉一些事，这时她就会觉得自己暴露了，随后那种久违的羞耻感会再次涌上心头。在她心目中，自己永远是不好的，永远是被误解的。因此，丽莎无法看到隐藏在自己所认识的真相之下的信念和模式。

在我帮助她治疗的过程中，丽莎对自己好一点了，没有过度补偿自己，也改变了自己的一些信念，得到了放松，做出了不同的选择，开始与一个不错的人交往，过上了更好的生活。

如果你像丽莎一样，一直在努力想被他人接受或成为完美的人，那么你的信念体系就会处于痛苦地带。它会不断地告诉你，你还不够完美，无法得到爱，无法被接受，不配拥有任何对你来说有意义的事物。你意识不到自己的很多行为都是受这种痛苦驱使的。让痛苦成为生活的主人只会让蜥蜴脑感到舒适，因为它对此再熟悉不过了。这就是"证据"展示给你的，不断强化你关于自己和世界的信念。如果继续带着这种模式生活，你绝不会奇迹般地突然觉醒，不会体验到美好和完整。

以下是一个简短的清单，列举了一些常见的消极信念。消极信念还有很多，但它们都是某种形式的自我价值感缺失的体现。你可以看看自己是否也有以下情况。看完之后，你就知道这是真的，因为你会想起很多发生在自己生活中的事情，而这些事情会让你想起自己内心的感受："对，我就是这样！"

常见的消极信念有：

- 我不配拥有金钱、爱情、幸福，等等。
- 我还不够好，不足以获得晋升、跟人交往、被推选，等等。
- 我注定孤独（我独自一人，没有人喜欢我，我总是被抛弃）。
- 我一文不值（我丢了工作，犯了错误，什么都做不好）。
- 我是个失败者（我拼命工作却失去了一切，成功永远不会向我招手）。
- 我是个小透明（我对世界产生不了任何影响；没人知道真实的我）。
- 我没有什么可以付出的（我什么都不做，所以没有人亏欠我；我可以不用负责任）。
- 我有问题（别人发现我的问题后会立刻抛弃我；我非常糟糕）。
- 我不值得被爱（我有很多缺点，没有人爱我；我恨我自己）。

我自己就有过这些令人痛苦的信念。我觉得在公司晋升能帮我摆脱觉得自己不够好所带来的痛苦。我觉得做到完美不失为一个好办法，因为人们会需要我。恋爱时，哪怕在外人眼里我和男朋友的关系很棒，但我还是觉得我们的感情不够深。那时我觉得自己穷尽一生都在寻找能让我过得好的人。"我自己不够好"这个想法让我不断努力做到完美。多年来，我一直活在痛苦之中，无论我多努力，这些潜在的信念总是萦绕在脑海中。我总是感觉很糟。

耳熟吗？好消息是，这些都可以改变。事情还有转机。我做出改变了，你也可以。

应激和诱因：听起来像派对

对多数人而言，应激情绪难以控制，且往往来得很突然。生活中有一些事情会诱发你的应激情绪。或许在穿着白大褂的人进来给你穿上束身衣、要把你推到精神病房之前，你还在尽量维持着最后一丝尊严。

了解自己的情绪诱因，弄清楚自己为什么会有这样的反应至关重要。诱因是向大脑发送的信号，告诉你需要对发生在自己身上（有时是内心）的事情做出一些反应。反应与你对世界的深层信念和你对自己的定位息息相关。

你可能一辈子都在规避某些人、地方或者情景以免遇到某种诱因（例如："玛丽阿姨经常提起我五岁尿床的事情"）。当你尽力去避免诱因时，你的生活圈子就变得很小。你认为自己在找最好的伴侣、雇主、员工或朋友。你还会认为在完美的情况下，你能控制自己不会受诱因的影响，不会产生反应，那样你就会开心。

但这种方法行不通。没有种种诱因或情绪反应的状态并不能称之为幸福，幸福是与之共存的能力，而非由于你无法控制自身的情绪反应而把自身不完美的部分剔除掉。完整意味着要接纳自己的一切，幸福意味着拥有与自己和与他人建立联系的能力。最危险的诱因正处于这些联系之中。人无完人，因此总有人会成为诱因。

对自己的情绪反应感到恐惧，这一点令人害怕。在人际关系中，为了避开诱因，你可能会努力控制他人，可能会说："你为什么不穿我喜欢的衣服？我不想让我的朋友们看到你穿那条旧牛仔裤。"这会持续让你在情感上受挫，却在心理上占据上风，会让你仅仅因为一点瑕疵就去轻视或拒绝他人。如果你试图通过控制他人来达到控制自己情绪反应的目的，其根本原因是由于恐惧，这也是让他人与你保持距离的一种方式。

没有人会为你的感受买单。这些诱因和反应由来已久。但在你做出反应的那一刻，你希望是别人的错误导致的，因为你认为这样就能避免痛苦的反应。或许吧，但无论如何，你内心深处被诱发出的情绪还在。它待在你的内心深处，一直在等待，像斑尾鹰在土耳其秃鹫的队伍里飞行，准备伏击它的猎物。令人惊讶的是，当你对一些没有预料到的事情做出反应时，疯狂的事情就会发生。你对自己的反应通常是感到羞耻，这种感觉总是很糟。

假设你走进浴室，看到男朋友又一次把你的毛巾扔在了地上。你会想："我的天啊！"你特别生气，开始发脾气。这种反应是自然而然的，是受你的潜意识所支配的。你不会去想："这个反应太极端了！"因为你的大脑已经不转了，对其视而不见。这只会把你推向该反应的下一个阶段。

现在你生气了。你会怎么做？

地上的毛巾是一个大麻烦。你的情绪被完全调动起来了。你会想："他怎么这么讨厌，真是差劲！"这时候，各种矛盾涌现，你都想掐死他。你会情不自禁地想："谁会把湿毛巾扔在地上？而且这条毛巾还不是他的。我们家是动物园吗？他是不是恨我？他一直看我不顺眼！"

这只是一个引发情绪反应的案例。你的毛巾确实在地上，但也只是一条毛巾。这么大的反应完全不正常，与这个问题的关联也不大。但假设你感觉男朋友欠你的，并且一直在记录他没有为你做的事情（具体是用什么形式来记录不重要）。他这次的不小心会让你想起之前的痛苦感受，你所有的注意力都会放在"怎样才能找出一个终极解决方案，让他再也不要这么做了"，让情况处在自己的掌控之中，让自己不再被激怒。于是，你选择继续想，决定以自己的方式给男朋友上一课。

事实上，你完全可以选择深呼吸，然后坐下来。让自己平静下来，缓解一下自己的情绪，然后问问自己为什么一定要忽视自己之前的痛苦感受。其实问题的症结并不在毛巾，也不在男朋友，而在于你。如果你想继续带着这种反应模式生活，你期待获得什么呢？

解决办法：你的情绪反应肯定是由深层次的原因导致的。原因可以追溯到你的信念体系以及之前你经历过的事情。例如，那些你感到"没有人懂我、没有人在乎我的感受、我在别人心目中并不重要或并不是最重要的"时刻。带着好奇心回忆这些时刻，尽力去意识到自己的感受，这样才不会难为自己。在诱因的激发下产生情绪反应并不是如面临世界末日一般，而是一个认识自我的机会。只有意识到自己内心的变化，你才能转变自己的信念和模式。

第三章
在基本层面与自己建立联系

在做本书的练习之前，你必须培养在基本层面与自己建立联系的能力。本章将帮助你与自己建立联系。真正投入这一过程至关重要，因为你越投入，结果就越好。在阅读本书接下来的其他章节时，请回头查阅本章及其练习。

学习情绪语言

啊，情绪。我们中的很多人在小时候都被教育要摆脱情绪，把情绪装在罐子里。如果你忽视情绪的时间足够长，那么你可能认为情绪已经消失了。

情绪是一种信号、一种语言、一条线索、一种联系，还有其他很多属性。即使你对情绪已完全麻木，但几乎你做的每一个选择背后都暗含着情绪。事实上，情绪被阻滞时做出的决定永远不会让人感觉愉快，只会让人感到空虚。

十几岁时，我已经觉得在寒暄之外不需要与父母进行过多的交流。（我已经麻木了。）我记得大多数时候，我对自己在遇到麻烦时受到的指责都很困惑。我觉得父母一起针对我，我能感觉到我在慢慢封闭自己，每次我开口说话或找借口时，父母都会说是我错了、我的感受有问题、我在撒谎。

在那些时刻，长期沉默或不去感受是不可能的。我能感觉到有强烈的情绪涌来。我说服自己放空情绪，努力不让情绪写在脸上，这样父母的责骂就会早点结束。我尽可能地保护自己。如果有时我拒绝交流或说一些父母不爱听的话，冲突就会升级。我在这些争论中和争论之后逐渐变得麻木了，试图把注意力集中在与争论无关的事情上。这让人很痛苦，也很不安。所以，我的目标就是不去感受这些情绪。

我一直以为我处理得很好，但长大以后，各种情境（通常是亲密关系当中）让过去的感觉重现，我才发现自己处理得并不好。我会觉得自己错了或者自己很坏，我想让一切回归现状。我不知道自己的情绪在表达什么，这让我不堪重负，想要逃离。最简单的方法是责怪别人，而非与自己的情绪建立联系。我花了很多年才与自己的真实情绪建立了联系。

那么，我们如何学会理解情绪语言呢？你一方面要让自己主动与情绪建立联系，去感受情绪、了解情绪；另一方面也要留意情绪是如何与你沟通的。情绪语言不是冗长、有力、有技巧、坚忍和顽固的大脑语言，而是一种简单的语言。其实，你很久之前就知道这种语言，在你进入童年时期的条件反射之前就知道了。

在学习情绪语言的过程中，你会发现主要是学习如何去感受情绪，而不是去评判情绪，也不是选择自己喜欢的情绪。这门语言需要你保持开放的心态，做到不偏不倚。学习这门语言的过程中，你将体会到真正的联系，并明白你是如何慢慢脱离大脑语言的。你将学会允许让情绪（所有的情绪）作为情绪本身，而不是陷入蜥蜴脑的信念当中。

感受自己的情绪会让你有机会改变蜥蜴脑的信念体系。这是与自己的情绪成为朋友并学习情绪语言的重要一环。

处理情绪为什么很难

如果你习惯于让理性思维主导自己的决策和生活，那么处理情绪可能会让你感到有些手足无措。其中一部分困难在于，你对很多情绪都很麻木。麻木或情绪疏离带来的一个更大的问题是，情绪永远都在你当时抛下它们的地方。小时候，你忙着关闭情感之门，你的情绪也停止了生长。蜥蜴脑主导你的安全时，你就把情绪抛在了脑后，让理智取而代之。有没有想过，为什么许多理智的成年人情绪激动时会发脾气或让他人理智一些，而不是像成年人一样表达自己？现在你知道了各种缘由。

恐惧是你回避情绪的根源。恐惧让你难以承认情绪的存在，更别提处理情绪了。

理智上你可能知道，情绪只是大脑中一系列涌动的化学物质，但你仍然会不遗余力地逃避情绪。抑制情绪会导致痛苦和不健康的关系，甚至身体疾病。与情绪重新建立更深层次的联系会让你感觉非常自由。情绪可能令人痛苦，这是真实的，但情绪不会置你于死地。

不过，等等，你可能会想（我说的是"想"）"我哭了，我生气了，我沮丧的时候自己是知道的"。我确信你知道，但这与这一过程无关。记住，大脑并不知道你的感受，它只是在思考。为了获得幸福，我会请你在决定与情绪成为最好的朋友之前，探索一下与情绪的相关概念。但你可能想把自己和情绪看成失散多年后即将重修旧好的朋友。

那些将自己的情绪冷冻起来的人怎么办？这些人会说："是的，我做得很好，多年来我没有任何感觉。我的情绪就像瓶子里的精灵一样处于我的掌控之中。情绪嘛，只要你忽略它，就没什么大不了的。"你可能希望这是真的，但事实并非如此。即使你几十年来一直忽视情绪，情绪也总是存在。

情绪困境始于一个没有情绪避风港的小孩子。你可能害怕惹恼父母（如果父母挑剔、严厉或脾气难以捉摸，就更是如此）。想象一下你是一个六岁的孩子，对每一次批评或惩罚都非常敏感。你父亲带着你去和他的朋友们看汽车比赛。你想吃热狗，但他不让你吃，说你可以吃花生酱和果酱三明治。他正在和朋友们享受放松的时光，所以对你的要求没什么耐心。他去售货点买了一个三明治回来。你一看到三明治就说你不想吃，一边哭一边摇头。现在你爸爸开始生气了。他说你最好把三明治吃了，否则回家后就关你禁闭。你哭得更厉害了，你想要妈妈。爸爸让你别哭了，但你无法停止情绪泛滥。你不想惹麻烦，但你也不想吃三明治。最后他把三明治拿走了，还说如果你再哭就揍你。他说你被宠坏了且再也不会带你看比赛了。

与此同时，你的大脑处于生存模式和恐慌当中，试图弄清楚如何让那些你感受到的情绪停止。你开始想自己有多恨爸爸，或者你开始幻想妈妈救了你，或者你想着自己因为惹爸爸生气而感到歉疚。这些是你关注的想法，而不是情绪。情绪难以感知，因为你与情绪无处可去，你陷入了自己的情绪当中。过去可能只是别人说你被宠坏了，现在你可能相信爸爸说的是对的，自己就是被宠坏了。

这是一个很简单的例子，说明情绪是如何被困住又变得难以感知的。我想通过这个例子说明一点，那就是多年来你一直在回避自己所有的情绪。孩童时期难以感知情绪，成年后也是如此就不足为奇了。

学会"情绪化"

"情绪化"（而非理智化）意味着你把情绪放在第一位，放在理智之前，这样你就能与情绪建立联系。"情绪化"并不是说你完全失去了对自己的控制，开始在屋顶上大喊大叫，满口脏话，而是意味着你已经和自己的情绪建立了一种联系。"情绪化"不仅仅是对自身感受的意识，它还是了解你言行背后动机的过程。情绪是潜意识所理解的东西，会对你的信念和行为模式产生影响。潜意识并不是通过理性思维把想法变成信念的。你感受到了什么，你的潜意识里就随之产生了消极或积极的信念。

之前谈到蜥蜴脑是为生存而生，让你专注于"已知"的做事方式。蜥蜴脑总是做出计划、制定策略、判断形势。只有涉及恐惧时，蜥蜴脑才会注意你的感受。但是，理智地处理你的情绪永远不会让你更快乐，也不会降低你陷入困境的概率。事实上，这会让你感觉比现在更糟。

举个例子：你想要谈一段恋爱，拥有一段健康且快乐的关系，这需要你敞开胸怀，愿意分享真实的自己，需要脆弱、诚实，还需要最为重要的爱。如果你非常冷漠，只注重逻辑，只是通过理性思考精心制定策略让别人如何爱上你，那么你上哪里去找适合的对象呢？热情开朗的人不可能喜欢冷酷无情、精打细算的人。你会遭到拒绝。

关键是要摒弃蜥蜴脑，与自己的情绪建立联系。感受情绪可以让你从源头改变事情，就像蜥蜴脑创造信念体系一样重塑自己的信念体系。

如何感受自己的真实情绪

你必须学会感受自己的真实情绪。你需要知道自己一直忽视或压抑深层情绪的原因、方式和内容。学会感受情绪将帮你完成本书中"获得自我意识、爱和幸福的八个步骤",有助于培养自我意识,促进激发情绪的行动,这样你就真正掌控了自己的选择、情绪和幸福。

人更喜欢快乐。让自己麻木、分散自己注意力或与自己的情绪保持距离,部分原因是希望自己能感受到积极的情绪,忽略消极的情绪。不幸的是,要想感受到真正的快乐,你必须感受全部的情绪,这意味着你也要感受真正的痛苦。刻意感受自己的情绪可能相当可怕,尤其是你害怕有些让自己难以承受的情绪会把你带回小时候。小时候人面对情绪是脆弱而无力的,但你现在是成年人了。即使你当时是用拖拉机埋葬了自己的痛苦,但把痛苦挖出来,你仍然可以活着。情绪不会压死你。

感受自己的真实情绪时,你还会害怕什么呢?

- 失控。
- 永远陷于痛苦之中。

- 令人不堪重负的恐慌；如果打开恐慌的闸门，你将无法应对。
- 人们可能认为你疯了。

这些恐惧会让你止步不前。未知总是描绘出恐怖的画面：可能是你在浪费时间，或者陷入无休止的情绪洪流中，这将使你变成自己讨厌的人。但是，如果你与自己的情绪重新建立联系，去感受情绪，你会发现那些恐惧像床底下有鬼怪的传说一样毫无根据。

当下的应激情绪和深层次情绪是有区别的。应激情绪包括愤怒、沮丧、自责、悲伤或疲倦，通常是对外部环境或你脑海中的想法的反应。我们需要处理的是深层次情绪。深层次情绪包括爱、幸福、羞愧、孤独、感觉与众不同或感觉奇怪、平静、同情、同理心、沮丧、不信任、本真存在。本真存在的感觉是不花费任何力气去控制事物的状态，让自己做自己的状态。当你接受自己的情绪、不去强迫自己有其他情绪时，你就能感受到自己处于本真存在的状态。自在、满足和联系的感觉都源于这种状态。

如果你决定不去感受自己的情绪呢？那你就不可能打破自己的潜意识模式或转变消极信念。这些被塞满的、被忽视的、被疏远的情绪在不知不觉中控制着你的言行举止，基本上控制着你的一切。思考新的想法不会改变情绪。这些情绪是你做事情时看不见的动机。所以，如果你想感觉良好，想相信自己，想过得开心，那么你必须去感受自己的情绪。

我刚开始做咨询师时，我让一位客户在白天感受自己的情绪，但她做不到。她含着泪说："如果我白天感受自己的情绪，我怕我会发疯。"她说她忽略了内心的不安，希望它能够消失。可惜逃避情绪没有用，因为最终她会在自己的公寓里独处的时候出现某种形式的崩溃。

让我们开始了解如何感受自己的真实情绪吧。请拿起你的日志，找个安静的地方。接下来有三个练习，每个练习 10 分钟左右。这些练习为你提供了选择，让你循序渐进地感受自己的情绪。第一个练习是简单的"身体扫描"，可以在任何时候进行。第二个练习是你在应激状态下可使用的技巧，无论是真实世界的事件触发的应激状态，还是由自己的想法触发的应激状态。在第三个练习中，你将记录自己的反应，了解自己情绪的变化。

我建议先浏览一下三个练习，然后再回来做其中一个。阅读本书时，你会不停回顾这些练习。请记住，语言和情绪存在于大脑的不同部分，所以这个过程可能看起来有点玄乎。坚持下去；你做得越多，就越容易，你就会开始对它有"感觉"了。

练习一：
身体扫描

身体扫描可以在任何时候进行。我喜欢在刚起床时做，与自己的情绪建立联系。这是开启新的一天的好方法，可以真正改变自己的情绪。你也可以在手机或手表上设置闹钟，在一天中进行多次身体扫描。

1. 从头顶开始，注意你从头到脚身体各个部位的感觉。肩膀疼吗？胃痉挛吗？背疼吗？是否有疼痛或沉重的地方？也许你只是感到焦虑。先不要做其他事情，只要注意这些就够了。

2. 将注意力集中在任何一处不适上，保持一分钟。保持好奇心。你能感觉到有什么情绪出现吗？如果没有，你可能是因恐惧模式而抗拒。坚持下去，看看你是否能与任何东西建立联系。如果没有，改天早上起来再试一次，或者在你被某种诱因触发时再试一次。

3. 如果你确实感觉到情绪在酝酿，那么就让情绪显露出来。别让自己分心。保持这种情绪，直到情绪消散。问问自己：

"这是什么情绪？这种感觉是什么样的？"

4.深入了解。留意脑海中闪现的任何你过去生活中的图像或场景。它们有没有显示某种特别的恐惧或信念（例如：害怕被拒绝、"认为自己不够好"）？这一点在你目前的生活中是如何体现的？看看你是否能将恐惧或信念与正在发生的事情联系起来。也许你正在筹划一项活动，或为一次求职面试或家庭聚餐做准备。认识到这一点：与其说恐惧或信念与当前的事件有关，不如说与过去的情绪关联更紧密。

无论你是否进行身体扫描，你都可以在一天中的任何时候关注一下自己和自己的情绪。如果你是因为害怕感受情绪意味着什么而逃避情绪，你就会终日感到焦虑不安。逃避对你没有什么用。现在你知道无论你愿不愿意，情绪都会突然冒出来，通常还是以你无法控制和让你感到羞耻或内疚的方式冒出来。所以，花点时间去感受自己的情绪吧。

练习二：　　感受自己的真实情绪——应激的技巧

每当你情绪激烈时（通常是受到外界的人或事的触发），与情绪建立联系会让不适感消失得更快。即使你只有几分钟的时间与自己建立联系，也是值得的。你第一次做这个练习时，要有心理准备：你可能感受不到任何东西，也可能会经历无法克制的情绪爆发。如果你发现自己无法摆脱这种应激情绪，请闭上眼睛，深呼吸，等情绪缓和下来。可以过一段时间再做这个练习。

1. 一旦你感觉情绪被触发了，注意大脑是对什么做出反应的：也许是你的伴侣发来的短信，告诉你说晚上的计划不得不取消了。

2. 深呼吸，闭上眼睛。

3. 关注自己的肠道或其他感到不适的地方。情绪通常表现在身体的某个部位（胃部、胸部、喉咙、下巴、肩膀，等等）。无论哪个部位，都要专注于此，保持注意力。注意身体的感觉。不要评判，只要与感觉同在即可。

4. 情绪会累积，你会感到非常不舒服。不要逃避，继续保持这种状态。你的本能会让自己起身去打扫卫生，或打电话，或报税。（我是认真的！）这是恐惧在试图分散你的注意力。别让它得逞。记住，情绪不会伤害你，不会置你于死地。

5. 如果你从未与自己的感受建立联系，那么你一开始这样做可能就足够了。允许情绪和眼泪涌现，不要加以评判，就坐在那里，任其出现。这就对了。把情绪释放出来，让自己感到轻松。为了确保你"完成"，提醒自己留意是什么触发了你的情绪（例如，那条短信），并看看是否还有残留的其他应激情绪。如果没有，你已经安然度过了情绪波动，可以轻松地开始新的一天了。如果仍有遗留情绪，就保持与之同在的状态，直至它消失。

6. 如果你还有时间并且愿意深入了解，那就继续去感受，倾听自己内心的声音在告诉你什么。你脑海中是否闪现过某些过去的图像或场景？这是了解你痛苦根源的窗口。也许你看到了自己小时候在杂货店里，独自一人，感觉自己被抛弃了。与痛苦的根源联系可以让你洞察一切。未来你就会更容易地识别模式，并对自己说："这触发了我的恐惧。我要允许自己感受坏情绪，因为我知道这些坏情绪与过去有关，与现在无关。"

练习三： 感受自己的应激反应

这个练习会让你更好地逐步感受身体的反应，帮你实时了解正在发生的事，并专注于内心的反应。随着时间的推移，你将找到驱动自己行为的信念，并能够在没有触发情绪的情况下做到这一点。

最初几次尝试时，你可能会感到麻木，但要相信这个过程。你会做到的。一旦你感受到了身体上的某种感觉，就要专注于它，注意你是如何感受到附着在自己身体上的情绪的。只要让情绪被感知到就可以了。要留意大脑让你再次分心的冲动，你可能想逃跑、躲藏或摆脱这些情绪，但这并不会让情绪消失。与情绪建立联系是释放情绪的唯一方法。

现在让我们试试下面的练习吧。你可以用自己的日志写答案。我们提供了示例，帮助你写下自己的答案。找一个安静无人打扰的地方，闭上眼睛。

先做几次深呼吸，让氧气进入血液。坐好，闭上眼睛，然后把注意力放在你的胸腔或胃部上。这让你不再把注意力集中在大脑上，而是进入一个更直观的地方。

当你专注于自己的身体时，注意以下问题："什么地方、什么人让你感觉紧张，是现在的还是过去的？"无论首先出现的是什么图像，都要跟着它走，不要质疑。只需要以观察者的身份跟随它，而不是作为你所习惯的叙述者。

现在你对情况有了直观的了解，找到你身体里的情绪，让它被感知到。留意大脑让你再次分心的冲动。你可能想逃跑、躲藏或摆脱这些情绪，但这不会让情绪消失。与情绪建立联系是释放情绪的唯一方法。

你有什么感受？你觉得自己在有意识地防御或保护自己

吗？你知道是什么触发了这种感受吗？你知道恐惧可能是什么吗？尽量不要分析或过度思考。如果你只专注于图像，画面就会变得更加清晰。

请看下面的示例，继续完成剩余练习。

示例：

• 我注意到，激起我强烈情绪的人是我的母亲，她表现出很强的控制欲。

• 我注意到，我想继续关注自己的愤怒——我对她的愚蠢做法非常愤怒。

• 我的模式是专注于与自己无关的不良行为。我对这种情况的反应是分散自己的注意力，不去想自己真实的情绪。我注意到，通过关注自己的反应和它在我脑海中创造的故事，我永远不必接触到深层次的情绪。

• 我感觉到胃部有反应。我感觉到胃痉挛、恶心、胀气，这让我想逃离自己。我不喜欢这样。这让我对自己有抵触、悲伤、愤怒、被亏待、被抛弃的感觉。

• 这种感觉让我觉得很累。

• 被攻击和被误解的感受似乎是由母亲触发的，因为这种感受让我想起了童年，那时我总是错的，总是被误解。

• 我注意到自己上一次有这种感受是在上周，当时我正在和朋友珍妮丝聊天，她告诉我，她认为我有时候不怎么顾及他人的感受。我记得我道歉了，但我感觉自己完全被误解了。我还认为她是个恶人，居然对我说这样的话，因为她有时也非常不顾及别人的感受。

• 通常我对他人的反应是自卫，这让我感觉更糟，就像我要掉进一个很深的黑洞里。

我发现自己的情绪触发因素有：

1. 有人指责我做了某件事——任何事情，不论实际是不是我做的。

2. 家人、朋友或陌生人不够体贴。

3. 被误解。

4. 有人为自己所做的事情而指责我——这完全是不负责任的做法！

5. 有人在批评别人，但不知道自己在说什么。

现在请填空，把答案写在你的日志上：

我注意到，激起我强烈情绪的人是＿＿＿＿＿＿＿＿＿＿，他／她的行为是＿＿＿＿＿＿＿＿＿＿＿＿＿＿＿＿＿＿＿。

我注意到，我想继续关注＿＿＿＿＿＿＿＿＿＿＿＿＿。

我的模式是专注于我之外的＿＿＿＿＿＿＿＿＿＿＿。我对这种情况的反应是＿＿＿＿＿＿＿＿＿＿＿＿＿＿。

我注意到，通过关注我的反应和它在我脑海中创造的故事，我＿＿＿＿＿＿＿＿＿＿＿＿＿＿＿＿＿＿＿＿＿。

现在，专注于寻找你身体里的情绪。如果你觉得困难，可以回到这个练习的开头，重新开始。如果你能够将注意力转移到感受自己的身体感觉上，那么你就可以继续下一步了。

我感觉到（身体部位）有反应。

反应为＿＿＿＿＿＿，让我想＿＿＿＿＿＿＿＿＿＿＿＿。

我对自己有＿＿＿＿＿＿＿＿＿＿＿＿＿感觉，我不喜欢这样。

这让我对这种情况感到＿＿＿＿＿＿＿。＿＿＿＿＿＿＿＿的感觉似乎是由这个人触发的，因为这种感受＿＿＿＿＿＿＿＿。

上一次我注意到我有这种感受是＿＿＿＿＿＿＿＿＿＿，当时＿＿＿＿＿＿＿＿＿。

通常我对他人的反应是，这让我感觉＿＿＿＿＿＿＿＿＿。

我发现自己的情绪触发因素有：

1.＿＿＿＿＿＿＿＿＿＿＿＿＿＿＿＿＿＿＿＿＿＿＿

2.＿＿＿＿＿＿＿＿＿＿＿＿＿＿＿＿＿＿＿＿＿＿＿

3.＿＿＿＿＿＿＿＿＿＿＿＿＿＿＿＿＿＿＿＿＿＿＿

4.＿＿＿＿＿＿＿＿＿＿＿＿＿＿＿＿＿＿＿＿＿＿＿

5.＿＿＿＿＿＿＿＿＿＿＿＿＿＿＿＿＿＿＿＿＿＿＿

你的生理感受可能在一段时间内会出现变化，但我们的目标是在变化之后获得深层次的情绪。现在，只要建立联系就可以了。一旦你了解了情绪触发因素，感受到了内心的情绪，你就建立了这种联系！你的反应就是起点。

培养自我意识

掌握自我意识就是发现自己；观察自己的言语、行动、思想和情绪；关注自己身体的每个部分；尽可能地在生活中与情绪同在，而不是与之抗争。了解你的情绪触发因素和导致你情绪激烈的原因是了解自己的重要一步。

锻炼身体肌肉可以去健身房。那么，在哪里可以锻炼自我意识呢？你自己就可以进行。要认清自己是谁，知道自己的行为、思想、信念、知识和情绪背后的原因，为自己负起全部责任，在更深层次上理解自己是生活的创造者。

建立自我意识就像下面写得这么简单：想象一下和同事一起吃午饭的情景，你们都在喝玛格丽塔酒。这个酒尝起来是什么味道？你喝的时候是什么感觉？在这次喝玛格丽塔酒的体验中，你注意到了什么？现在，午餐的社交方面怎么样？你们在聊什么？你感受如何？你是在真诚交流，还是更想给别人留下深刻印象？为什么？因为你感觉到了联系并为此开心？还是由于这么做会让你更有归属感，或让你看起来更聪明，或可以主导谈话？看，这里所有的问题都不是要审问你自己，而是要带着好奇心和同情心去问，去"了解你自己"。抓住"为什么"可以让你更好地认识自己。"为什么"越多，理解就越深。

人的自我意识每天、每时每刻都在增长。我坐在这里打字时，我感觉如何？我注意到自己有点紧张。我感到紧张的第一个关联因素是我需要去买菜，但可能没时间去。情绪出现后又消失了。这一切都说明，任何时候我都知道自己身上发生了什么。

留意别人身上让你生气的地方。对于那些经常爽约的朋友，你不喜欢他们身上的哪一点？也许他们会让你想起你在自己身上发现的问题。对自我意识来说，利用这种情况可以促进个人成长。看看自己的矛盾之处（我保证你有矛盾之处）。找到并掌控这些矛盾。你从中获得的自我意识是值得的。

你对某件事感到沮丧时，要留意自己当时的感受。试着回忆一下你抱怨伴侣或朋友的时候，如果你在抱怨时关注自己的身体，那么你可能也会注意到内心的不安。你可能已经发现自己在抱怨的时候，内心也有个声音在评判你。深入挖掘，找出自己在逃避什么，这会提高自我意识。

自我意识随着你对自己的言语、思想、行为的负责程度而增长。我的很多客户都在谈论分手。人在无法决定是和伴侣继续在一起还是离开时，就会陷入困境。在没有自我意识的情况下，他们会不断徘徊，把因伴侣的行为带来的问题罗列出来。他们不知道自己为什么选择和这个人在一起，也不知道自己对这段关系有什么贡献。他们没有意识，只是想通过离开寻求解脱，却不清楚自己真正的动机。他们在身体上有所行动，但情感上却没有。他们的下一段关系也会有同样的问题，因为他们总是把对方看作是问题产生的根源，整个过程中没有成长或幸福。

感到极度痛苦的时候正是承担责任、增强自我意识的绝佳机会。拥抱它们吧！自我意识越强，你就越能够摆脱蜥蜴脑的控制，从而越有能力为自己的幸福做出更好的选择。

当心改变的阻力

你感受到的压力的大小取决于你耗费了多少精力去抗拒压力。你可以抗拒直面某些感受、某个事件或某个时刻，你也可以抗拒变化。无论你抗拒什么，都是因为害怕情绪失控。其根源在于你的信念体系，源于其中的消极／恐惧信念。这些信念决定了你的认知。因此，你可以通过努力说服自己、告诉自己另外一个故事、寻找分散注意力的方法、问责等方式摆脱负面情绪。如果你看一看自己所抗拒的选择，你会发现抗拒都是因为害怕自己的情绪带来的影响。

抗拒让人充满压力，因为即使你想改变，你的潜意识也会把改变视为一种威胁。事实是，抗拒不会给你带来任何掌控感。不管怎样，不想要的改变还是会发生；如果不改变，你就会陷入无法忍受的困境。

抗拒体验→抗拒当下→抗拒生命→抗拒改变→产生压力

如果你抗拒一切，你的生活就充满了压力。无论你往哪里看，都会有压力和冲突。你不喜欢自己的工作，不喜欢家人，不喜欢同学，不喜欢自己。你所看到或遇到的一切都不符合你的要求，但你也不会去改变这种状况。改变太难、太可怕了，可能感觉就像一个乱糟糟的大毛线团，你完全无法解开。面对这些肯定会有让人产生情绪崩溃的时候，如果你抗拒这些经历，你就会给自己的生活增加更多的压力，情绪问题也会升级。身体正在通过感觉告诉你要去应对，而不是抗拒。

例如，你可能会有抗拒换工作的经历。即使你讨厌现在的工作，老板交代的事情你不去做或推迟做，但你对变化的恐惧超过了对工作的仇恨。你哪里也不去。你可能希望某种奇迹出现，希望别人做出改变。对你来说，改变太难了，因为你被"如果……未来会怎样"的想法吞噬了。

抗拒模式一旦形成，可能就很难改变了。以卡门为例，她在工作十年后决定辞职创业。她已经攒了很多钱，可以维持一年的生活，不必再找另一份工作。她的父母曾经都是朝九晚五地工作。她的妈妈很担心她，不支持她辞职创业。对卡门来说，创业是她期待已久、梦寐以求的事。与此同时，她也因为抗拒让这一改变愈加艰难。辞职六个月后，她一直推迟进行自己创业所需的额外培训，也推迟了自己真正开始创业的时间。她已经选好了公司的地址，正在支付租金，但还没开始设计办公空间。她想不出除了失败，自己还害怕什么。她的借口多种多样，从需要做更多的调研，到等待他人提供帮助；有了这些想法，她就只是为这些想法生气，而不是生自己的气。

事实上，唯一拖住卡门的正是她自己。她不仅害怕失败，也害怕成功。她害怕创业会改变她的生活，这让她抗拒自己的选择。她感到压力很大。我和她一起探讨了问责的实际层面，但我们也深入研究了卡门对"成功""自信""与众不同"的恐惧。经过我们在信念和其他方面的努力，卡门取得了进展，她感觉好多了。

如果你不喜欢正在发生的事情，你抗拒它，并抗拒做任何相关的事情，你必须看看是什么情绪驱动着你的行为。你所害怕的东西会阻碍你向未知的方向前进。抗拒可能会表现为自毁、牺牲、挑衅、发泄、抱怨、继续逃避、叛逆，以及不去做真正想做的事。在你努力保持不变，甚至因此痛苦时，抗拒会阻碍你追求幸福。

决定继续抗拒意味着你将继续通过一系列的"确认偏误"来看待生活，即你会不断把新的信息视为新的证据，以证明你的消极信念是真实的，所以你不会改变。这是一种令人感到恐惧和紧张的生活方式。

如果发现自己在抗拒，你需要怎么做？你猜对了：去感受自己的情绪。

了解抗拒时的生理感受可助你找到自己的情绪。抗拒的生理反应就像体内有一堵墙，让你身体很沉重且感到紧张（甚至疼痛）。不要和这些感受对抗。如果坚持对抗，你就会陷入与自己的争执之中，毫无进展。要去感受身体的感觉。你的身体感觉如何，它想告诉你什么？让你抗拒的是感觉，而不是思想。

现在，你已经对感受自己的情绪进行了一些训练，已经准备好开始学习"获得自我意识、爱和幸福的八个步骤"了。你可以按任意顺序进行这八个步骤的练习，并在需要提醒自己如何感受情绪时，随时回到本章。每个步骤都会探讨为什么会有让你不开心的行为。你将学习如何探索自己做事的动机，追溯你从蜥蜴脑中学到的消极信念，其中许多消极信念来自不安全型依恋和戏剧三角的影响。

阅读本书时，你要先了解一点：当生活中出现问题时，你自己才是造成问题的原因。知道这一点将引导你解决这些问题。你将抛弃过去的模式，代之以新的模式，从而活得更开心。

第四章
第1步——停止逃避恐惧、执着于结果

因为完美主义者害怕感受自己的情绪，尤其是像恐惧这样的消极情绪，所以他们被迫控制事情的结果。他们认为控制结果会减轻自己的焦虑，但事实并非如此。事实上，他们试图避免的情绪终会再度出现。

克服恐惧的方法是停止逃避恐惧。感受自己的情绪，给情绪足够的空间，放弃预先设定的结果。

恐惧令人生厌

你可能多次听到广告中的建议："感受恐惧，尽管去做！"这难道听起来不像是跳伞后活着出来就可以治愈恐惧吗？曾经，我成功跑完一场让我害怕的 26.2 英里马拉松后，我所有的朋友都告诉我："你现在可以做任何事了！"然而，这场胜利并没有给我在人际关系和生活中想要实现的目标提供任何帮助。通过身体挑战克服恐惧并不能教会人如何在情绪上与自己或他人更亲密。除非身体挑战和某个情绪因素相关，否则它不会改变你的内心。改变内心需要意识到自己的恐惧，愿意与恐惧共存，而不是感到焦虑或避开恐惧。深刻改变内心还需要有足够的勇气去看一看恐惧在真实的你周围筑起的防护墙的另一边是什么。

对于生活在山洞中的原始人而言，面对真正的危险时，蜥蜴脑对于确保人身安全非常重要。在现代社会，我们不再需要担心出门遭到野生动物袭击，但蜥蜴脑仍然想保护我们免受伤害。

我们害怕的事情可能是抽象的，也可能是具体的。例如，失去亲密感、名誉、爱情、工作、在他人心目中的形象、人际关系、物质享受等。不幸的是，大脑只能够识别恐惧，不能区分恐惧是由真实的外在危险引起的还是由可怕的内在想法或情绪引起的。

恐惧会破坏你的好奇心、勇气、幸福和内心的平静，会限制你体验丰富的生活和广泛的人际关系的能力。这并不是说你必须（当然还有能不能的问题）完全摆脱内心深处的恐惧，只是说你不必让恐惧来掌控自己的生活。你只需把它搬到后座，不要受其打扰，然后再开车。这需要很大的决心和持续的练习，但经过一段时间后，你就能做到把恐惧直接从车上踢下去了。

　　然而，如果你这样做时并不了解自己的恐惧是什么，即使你刚刚做了以前认为自己做不到的事，例如，爬上珠穆朗玛峰或跑完马拉松，恐惧还是会立刻与你一起坐回车里。你有没有注意到，你的成就感会转瞬即逝，你好像很快又回到了先前的状态？

了解恐惧的表现

　　恐惧就像一盒美式焦糖爆米花，因为你永远不知道盒子底下是什么。恐惧似乎总有很多方法使事物一成不变，所以你会待在自己的舒适区。但是恐惧会设下一些"路标"，可以给你提供线索，让你了解自己的恐惧。部分线索如下：

- 生理表现，例如感觉身体很沉重。
- 尝试去控制已经失控的棘手情况。
- 不想去做平时喜欢做的事。
- 为自己不能做某事找无数个借口。

- 感到焦虑，但不清楚原因。

- 过度依赖他人，或对已经结束的关系不愿放手。

- 虽然已经睡够了，但醒来时仍觉得很累。

- 一边说自己想要什么，一边却在逃避。

- 垂头丧气，自怨自艾。

- 得到自己想要的结果是唯一能让你平静下来的方式。

- 生气或打架。

- 与他人保持距离，不论是空间上还是情感上。

- 感觉饭菜索然无味，工作时毫无热情，对一切都感到麻木。

- 撒谎、编故事，自欺欺人。

- 指责他人和外部环境。

- 警惕、多疑、不信任他人。

- 与他人少有联系，感觉与生活脱节。

- 不直面现实，通过逃避现实来避免失望。

这些是恐惧的常见模式，很容易发现。一旦你开始真正关注，你就会发现它们正试图帮助你、保护你，不让你的恐惧成为现实。

我过去常常自怨自艾。离婚时，我想要自由，但我不知道真正的自由是什么感觉。突然，我摆脱了丈夫的束缚，但我害怕孤独、害怕生活，所以将自己封闭起来，过着与世隔绝的生活。在恐惧的支配下，我为自己感到难过，也为自己无法创造理想的生活而难过。离婚后，我觉得自己是个失败者，我如何配得上理想中的美好生活呢？当孩子们和他们的父亲在一起时，我感到孤独、疲惫，害怕独自出门。我不知道自己为什么会有这些感受，所以我把大部分注意力都集中在工作和孩子身上。尽管我感觉很糟，但工作和孩子带来的熟悉感让我感到些许欣慰。

我花了好几年时间最终克服了恐惧。虽然生活不如想象中那样美好，但我已经走出悲伤。当我开始把自己的恐惧信念从牢笼中释放出来时，我通过感受恐惧减少了怨天尤人的情绪。我开始勇敢地直面情绪，开始改变，去探索自己的恐惧，而不是回避或忽视恐惧。

恐惧信念

我们的恐惧无处不在。它还会伪装成各种恐惧信念。蜥蜴脑会把这些信念分类，并知道适时举起"禁止擅自闯入"的牌子。曾经有这样一个恐惧信念主导过我的感情生活。因为有那样的恐惧信念，我无法表现出脆弱，不能与他人在情感上保持亲密，也无法在沟通中表现出真实的自我，更无法对自己的言行负责。我不想把事情搞砸。我想坚持自己的认识，以此来避免失去重要的人。表现出脆弱或与他人在情感上保持亲密让我感到非常焦虑。恐惧信念总会在潜意识里警告我：如果我在上述方面冒险，我最终的结局肯定会成为孤家寡人。所以我会继续如履薄冰，不会敞开心扉。令我懊恼的是，恐惧信念不断成真！我不止一次地经历分手。

如果你避免到潜意识层面去探索自己的恐惧信念，你就无法尝试任何在情绪上冒险的新行为。如果你像对待敌人一样对待自己的恐惧，或像在圣诞节这样欢乐的日子里躲避天花瘟神一样躲避恐惧，这只能表明恐惧将会继续影响你和你的选择。

以下列出的是一些常见的恐惧信念。阅读这些条目时，你可以回看第三章的内容，并留意自己的感受。

- 没有什么办法能解决我的痛苦。
- 我可能是个失败者。
- 我微不足道、没有价值。
- 事情失控，而我无法应对。
- 人们可能觉得我是个骗子。
- 我不能表现出软弱或可怜。
- 我会被抛弃。
- 我会被他人的情绪影响，并在其中迷失自我。

- 我会被自己的情绪影响，并在其中迷失自我。
- 我可能会做出错误的选择，后果将不堪设想。
- 我将孤独终老。
- 我很招人烦。
- 如果我放手，我将一无所有。
- 我会得到自己想要的，但我不会喜欢。
- 如果没有恐惧，我会是谁？

这些恐惧是否给你敲响了警钟？你的身体感受到这些恐惧了吗？如果你没有生理反应却仍然不停地在想这些恐惧，那么说明你只是在逃避自己的感受。

现在停下来，想一想哪种情况最有可能触发你的恐惧信念（选一个以上条目中你最认同的信念），或什么事情会让你感到害怕。认真感受自己的身体。我想你现在一定会感受到一些生理反应，可能感到像坐过山车一样正在俯冲，胃部正在下沉，或者感到喉咙疼痛、胸腔疼痛或感到沉重、胃部不适、想吐。也可能你突然感到自己正走在湿水泥中；突然背痛或头痛；双腿像黏在了地板上。

现在，请你静静地坐着，感受身体的感觉。这本身就很可怕。你可能意识到这种恐惧感是如何将你困在其中的，又让你很想在它刚露出苗头时就把它压下去。正是这些感觉让我们想避开恐惧。事实上，这些感觉让我们想要掌控那些给自己带来恐惧的情境。

表观遗传学是关于影响的科学

在第二章中，我就提到过，恐惧在童年时期就根深蒂固了。但真正让人头疼的是，大多数恐惧的信念会世代相传。你听说过表观遗传学吗？表观遗传学控制或决定基因表达的变化，而你通过行为影响基因。从吃饭到睡觉，一切都影响你的基因。幸运的是，基因受到的影响是可逆的，所以一定程度上你可以控制自己的基因。我们从祖先那里遗传下来的基因序列并非一成不变。

例如，在你出生前，你的一位祖先决定午饭后去游泳，结果不幸身亡。尽管死亡原因可能是心脏病发作或其他原因，但当时他的家人认为他溺水是因为他饱餐后去游泳了。这一经历让许多人记住了一条蜥蜴脑法则：饱餐后游泳可能会造成溺水身亡。这条法则也传给了你。现在，你每次想到饱餐后游泳，都会莫名其妙地陷入恐慌。

像这样流传下来的故事和很多现在发生的事情共同构成了很多的恐惧信念，但我们对其中的大多数事情都一无所知。我们可能永远不会了解事情的原委，但可以改变自己对恐惧的反应。

例如，你总是家里特立独行的那个人，你现在意识到每次饱餐后游泳时所经历的恐慌背后可能发生过某个故事。因此，你决定改变。吃完自助餐后，尽管心慌恐惧，但你还是进入了游泳池。在泳池里游泳时，你仍然感到恐慌。但你还活着，这真是一个奇迹！你让自己感受这种惊奇，然后恐惧就会消失在水中。恐惧变成了快乐和感激。在那一刻，你已经在自己的情绪空间创造了一个新的故事，这个故事让你的蜥蜴脑异常兴奋并创造出了一个新的信念：饱餐后游泳是安全的！餐后游泳的经历让你体验生活的能力迅速提高。如果你跳进游泳池后并未直面恐慌，而是选择无视或逃避它，你就不会获得新的信念。

厌恶恐惧并不能让恐惧消失

因为觉得自己善于避免可能触发恐惧和恐惧信念的情况，

就指望恐惧消失，这是不可能的。那样的话，恐惧就变得鬼鬼祟祟，表面看来你似乎掌控了一切。然而，一旦有人说了什么或做了什么而触发了你的情绪，整个为逃避恐惧而装模作样的把戏就被戳穿了。只有生活的进展与你的总体规划契合，你才能快乐；一旦事情不按你的期望发展，你就会立即再度感到垂头丧气。无论你多么努力去避免任何可能点燃恐惧之火的事情，恐惧迟早还是会出现的。生活就是这样。

指望恐惧自己消失、逃避恐惧或者假装它不存在，这些都不会对你的潜意识产生情绪影响。这就像不断重复一张写满100个肯定句的清单。如果你是一个连买必需品都怕花钱的人，指望通过不断重复"我很有钱"之类的肯定句来改变自己的恐惧信念，那根本就是徒劳。这就像是在吹一个有洞的气球，你可以不停地吹，但终究吹不起来。

如果你认为避免恐惧时自己最快乐，那么你是在欺骗自己。要完全掌控自己的生活或让生活完全按照你的期望进行，那是需要花费大量的精力和努力的。你是否曾发现自己处于惯性或懒惰的状态？例如，一想到你要分享对一个新人的真实感受，却不知道是否会得到回应，你是不是觉得自己就像在湿水泥中迈步？如果因为有趣的电视节目分散了你写博客的注意力，那会怎么样？或者，你在与伴侣的讨论中隐藏了自己的真实感受，这样你就会略胜一筹，显得自己更聪明？这些麻木、抽象和伪装会消耗你的能量，让你更难做自己。与自己脱节不会让你获得真正持久的幸福。没有感受到自己全部的感受（包括恐惧）会限制你享受生活和充实自我的能力。

逃避恐惧的策略都是徒劳的

多年来，我们制定了许多策略来避免恐惧。这些策略给了我们一种能掌控生活的错觉。例如，当我们批评或评价他人时，通常会聚焦他人来避免自己的恐惧。当我们告诉身边的人怎样才能做得更好时，我们甚至可能会声称自己是个性情中人且乐于助人。但如果你是这样说的："为什么是我？""你根本不听我说的话！我一直在解释，但你就是不明白！""这工作量也太大了。""你是个白痴吗？""人们什么时候能放聪明点，明白我在说什么。"那你不过是在表达自己的失控和作为受害者的感受。

另一种逃避恐惧的策略是认为"我就是这样",但同时却指望自己的境遇会改变。

举个例子。马克喜欢安娜,两人已经交往了几个星期。因为在没有约会见面的平常日子里,马克不喜欢通过发短信或打电话保持联络,安娜对此耿耿于怀。安娜觉得很难了解马克,因此感到困惑和沮丧。她把这个问题告诉了马克,但是他并不想妥协,尽管他喜欢安娜。他觉得安娜应该理解他,他就是这样一个人。他乐于在感情上与人疏远,因为他害怕过度靠近他人会让自己如履薄冰。尽管安娜很喜欢见到马克,但她厌倦了只按他的要求做事,所以他们的关系没有什么真正的进展。因此,她选择不再见马克。马克很沮丧,他指责安娜,说她应该多一些耐心,少一些要求。

每当生活与自己的期望不符时,恐惧就会出现,你会用这种策略把矛头指向环境或他人,这样你就把自己撇清了。例如,一个女人想离开经常辱骂她的丈夫,但她可能会说:"我和孩子们没有足够的钱去独自生活,所以我不能离开他。我觉得自己可以想办法升职或者找一份薪水更高的工作,但我目前的工作很轻松,而我又比较懒。"

自护时刻

无论何时，当你发现自己出于恐惧而说"我就是这样"时，问问自己为什么会恐惧，看看你是否能朝着真实的自己迈出一步。例如，你说"我害怕跟你更亲近，所以我避免在约会见面期间跟你说话"，这句话就更真实。

坚持自己的方式是最常用的恐惧逃避策略，也是最具虚妄的策略，因为你无法永远控制他人或环境。当然，你可以让周围的人短暂地配合你执行自己对生活的总体规划。你甚至可能认为，得到自己认为的对所有人来说都是最好的结果是正确的。但是不管你是多么迷人和善良，你试图控制的人都不想长时间受到你的控制。

一个非常巧妙的方式就是躲起来。这一策略为释放所有混乱的恐惧感提供了一个万无一失的逃生舱口。我的一个客户叫布伦达，她在谈话中总是采取逃避策略。每当她与某人待在一起，尤其是她未婚夫的姐姐佩妮，如果感到不自在，她就会抛出一句话："我们来聊聊你想要什么吧。"按佩妮的话说，布伦达喜欢借谈话把自己隐藏起来。如果佩妮想谈论虫子背上的毛，那么尽管布伦达对虫子背上的毛不感兴趣，她还是会继续聊这个话题。她希望博得佩妮的好感，因为她觉得如果佩妮不喜欢她，她可能面临很高的风险，即失去未婚夫。她认为未婚夫的姐姐对他有很大的影响力。通过聊一些让佩妮开心的事，布伦达认为被佩妮拒绝的风险和失去未婚夫的潜在风险就自动远离自己了。每当看到佩妮主导她们的对话时，布伦达都会感到些许安慰。

尽管她如此努力地迁就佩妮，但她还是完全不知道佩妮的真实想法或感受。她始终不确定佩妮是否喜欢她，这种想法使她感到不安。忍受和假装并没有帮助她解决恐惧；况且，她对待佩妮的方式到底能在多大程度上影响她与未婚夫的关系呢？

我们都害怕的妖怪：失望

失望会让你觉得整个世界都在崩塌。如果你一直在努力控制环境，那就更糟了。如果你一直在努力工作，但事情还是搞砸了，你可能会觉得自己是个失败者。但是，请等一下！即使你被解雇了，你仍然可以责怪外部环境，或希望发生对自己有利的事情。我只会在一种情况下建议人们抱有希望，那就是生死攸关的时刻。例如，手指扒住悬崖的时候。否则，希望改变却不做出改变完全是无意义的空想。

逃避应对失望有多种形式。例如，你的丈夫失去了"稳定的"工作。你以前就担心丈夫会失业，现在果然发生了这样的事情。你小时候就曾看到父亲不断失业，所以你一直有一些恐惧信念。每次想起许多困难和变化带来的损失，你就会胃痉挛。因为害怕出现最坏的情况，所以你开始行动。你帮助丈夫做简历，给他发送可以线上申请的岗位列表，给他打气，还给他一些关于如何找工作的书。与此同时，你又开始担心他不够努力，因此你开始给他施压，批评他不够努力，没有达到你的期望。你拼命与失望做斗争，一天比一天焦虑。

要控制住自己的恐惧，你需要丈夫的全力配合。但他似乎和你意见不一致。你发现自己对他越来越失望，感觉婚姻开始出现裂痕。

如果你去感受自己的恐惧，而不是继续装下去，你可能会发现，在深入了解有关"缺少"或"失去"的恐惧信念后，自己能够实现情绪自愈。你会感受到恐惧，然后挺过去，而不是试图通过修补现状来逃避失望。

你可能会把丈夫的失业看作是你们走向新的方向的机会。你可能会冲动，走向一个看起来很可怕的方向。有趣的是，这会减少恐惧对你的控制。你可以和丈夫谈谈你的感受，而不是责怪他，也许他也会分享他的感受，这些会让你们更亲近。

逃避失望和逃避恐惧一样危险，都会妨碍我们最终获得幸福。所有的失望都是因为害怕失去。如果不去应对失望，你会变得焦虑、困惑、失控、沮丧、愤怒、悲伤，甚至更加害怕。这时你熟悉的逃避策略就有了可乘之机。

以下是一些人们经常逃避失望的例子：

- 如果输掉比赛，我会感觉很糟。最好通过假装生病或不感兴趣而不去参加比赛，避免失望。
- 如果我约别人出去，我可能会遭到拒绝，感到非常失望，所以我就不主动邀约了。
- 如果我用毕生的积蓄创业，却失败了，我会觉得自己是个失败者，所以我最好不要冒这个险。
- 如果我们分手，我会感到孤独寂寞，所以我们最好继续在一起，这样我就不会孤独。
- 这几只股票表现很好，我想买它们。但如果我输了钱，我会感到尴尬，在别人看来我是个不负责任的人。羞耻和失望太痛苦了，所以我还是投资债券吧。

我想说的是，与"失望"有关的负面情绪可能和"恐惧"类负面情绪一样强烈，蜥蜴脑不想让你经历这些情绪。蜥蜴脑会转变情况，使你忽视其他选择或抱有虚假的希望，让其他事情分散你的注意力。一个常见策略是责怪别人："是她让我这么做的！如果我没有听她的，这一切都不会发生。"你或许会说："是他挑的房子。房子耗费巨资，现在我们破产了，这都是他的错。"

相反，当有人因失望而责备你时，你会如何逃避失望呢？你是否会为自己辩护或指出对方的错误？下面的练习将帮助你了解你为什么会避免让别人失望；即使你确实让别人失望了，这个练习也会告诉你如何应对。

不论发生什么，蜥蜴脑就是想感觉良好，而你往往会不由自主地跟着蜥蜴脑走，就像处于"自动驾驶"状态。

练习一：

感受失望

让我们来看看你害怕让别人失望的情况。这个练习需要20~30 分钟。拿上你的日志，找一个安静的地方。

回忆一下某个你避免让某人失望的情形。

1. 这是一个什么样的情形？（例如：你正在避免与某人分手，因为你觉得你们之间已经没有共同语言了。）

2. 控制对方对你的反应有多重要？（非常重要，我需要对方仍然认为我是个好人。）

3. 如果你让对方失望，你害怕哪个具体的恐惧信念会得到证实？（例如：对方可能会说我是个失败者，这证实了我不是个好人。）

4. 如果你保持现状，你会感觉如何？代价是什么？（我吓得心都要跳出来了。我会抱怨、紧张、焦虑、困惑。我会假装那种感觉很可怕。代价就是我的幸福。）

5. 最糟的情况：现在想象一下，即使对方可能掀起你的情绪巨浪，你还是准备鼓起勇气选择坦诚。继续探索。感觉如何？你能为自己的选择负责且不为自己辩护吗？

6. 你能意识到自己如何通过冒险让自己成长并把对方从虚假的处境中解脱出来了吗？（我相信如果我们分手，对方可以和其他人在一起，而不是忍受孤独。我会自我感觉更好，更加相信自己能够做出公平和诚实的选择。）

只要你对生活抱有期望，你就必然会失望。你会在心理上为自己的情绪制定策略，控制对他人的反应，控制自己是否要做某事或何时做某事，控制别人如何看待你，控制一切可能引发内心痛苦的事情，以避免失望。但是，期望自己能努力控制结果是痛苦的。真正的幸福来自让一切（甚至包括失望）顺其自然，并通过感受情绪来承担这一切的责任。

从现在起，不要再逃避恐惧、执着于结果

如何才能停止逃避恐惧，不再执着于你一定想要的结果呢？你需要直面恐惧。你需要学会在情境当中而非自己的脑海中感受恐惧或失望，要意识到你自己的恐惧模式是什么，并重塑你的蜥蜴脑。

如果你客观地看待恐惧或失望，你会发现它们只是情绪，而不是死刑。你可以告诉自己不要把情绪扩大，放弃你已知的避免糟糕感觉的所有策略。

通过直面（而不是逃避）恐惧，你会发现，恐惧（这个你所认为的自己最大的敌人）其实是你最好的朋友，也是你能够真正幸福的关键。你还活着，这种不愉快会过去的。直面恐惧和失望，看看另一边有什么选择在等待着你。放弃你的那些策略，它们又不是"一个岛上最后的几颗椰子"——你的救命稻草。

踏入你无法控制事情结果的灰色地带会让人感到害怕。最初几次尝试时，你可能会感到焦虑和不安。你可能担心自己会失控。

事实上，你完全可以放松下来。虽然你的蜥蜴脑在高速运转，向你模糊地展示你（或你的祖先）曾经经历过的每一种恐惧，但是你可以放松下来。记住，蜥蜴脑的依据是过去似乎起作用的东西，它只关心保护你的安全和生命，而不关心你的幸福。还有，你可以不断重塑蜥蜴脑。

首先，你必须知道自己的恐惧信念背后有一些故事，这些故事与你现在经历的事情几乎没有关系。其次，不要使用那些以前把你从消极情绪中解脱出来的熟悉的策略。最后，让生理感受贯穿全身，直到它们消失。生理感受确实会消失。但是当你对恐惧产生反应直到引起的感受消失之前，你可以更深入地探索，找到驱使你应对恐惧时的当前行为的根源。

这项练习你做得越多，做起来就越容易，生理感受消失得也会越快。蜥蜴脑每次都会被重塑。然后你就会知道，你已经成为生活的主人。讽刺的是，你是通过放弃控制，寻找与自己更深层的联系，让自己的情绪顺其自然，从而成为生活的主人。

练习二： **打破恐惧的束缚**

你若有任何恐惧，都可以做这个练习。

拿起你的日志，留出大约 30 分钟时间，找一个安静舒适、无人打扰的地方，闭上眼睛。还记得第三章中关于如何感受情绪的练习吗？在回答问题时，你必须跟随身体的感觉，而不是脑中的喋喋不休。要在情绪上给予任何答案、图像或感觉以充分的空间。花一点时间留意并了解情绪会向你揭示出哪些恐惧的细节。

打破恐惧的束缚需要勇气和决心。需要勇气是因为你会感到不舒服，而勇气可以帮助你去冒险。需要决心是因为你必须愿意尝试自己的舒适区之外的东西。

思考以下问题并写下你的答案。

1. 童年时期，父母对你做了什么让你感到痛苦，痛苦之深让你发誓长大后永远不会做同样的事情？为什么这件事给你带来了痛苦？它给你带来了怎样的恐惧？许下誓言后，你认为哪个（或哪些）策略是避免重蹈父母覆辙的最好方法？

2. 你的策略是否真的奏效了？你是否避免了痛苦和失望？还是你最终重复了父母那样的行为？如果你最终做了同样的事，事情是如何发生的？这会让你更加害怕相同的事情再次发生吗？

3. 使用那些策略来避免恐惧对你有什么好处？总会有一个好处。

4. 你现在可以做些什么让自己勇敢一点，不要再使用旧的策略来避免恐惧，而让自己感受恐惧？例如，与伴侣发生争吵时，你通常会沉默、生气，然后无视对方。鼓起勇气的风险是，你可能显得脆弱。但要记住，你爱对方，并愿意接受解决方案。想象一下去冒这个险会是什么感觉？

冒险意味着在行动之前，你既不会计划全过程也不会去思考结果。如果你知道或计划好结果，那么就没有风险。不顾结果而采取行动本身就是一种风险。坚持一个结果会让你焦虑，因为你需要采取行动来满足自己的第一反应。无论你坚持什么结果，都会让自己陷入同样的控制行为。举个例子：

情绪冒险行为："过去几年我都没和父母说过话，现在我准备给他们打个电话。这是一种情绪上的冒险行为。我不知道会发生什么，但无论发生什么，我都要富有同情心，向他们表达我的真实感受。"

非情绪冒险行为："过去几年我都没和父母说过话，现在我准备给他们打个电话。这是一种情绪上的冒险行为。我要确保他们不会拒绝我。如果他们拒绝我，那么我这么做又有什么意义？"

从以上的例子可以看出，"坦诚"意味着决定承担风险后，不要执着于结果。知道自己为什么要冒险，然后感受自己的各种情绪（感受方式不分对错），不去试图强迫自己产生某种特定的"积极"情绪，这也会通过你的冒险行为改变你自己。最后，如果连你自己都不尊重自己的情绪，他人又怎么会尊重呢？让我们回到上面的例子：

我很害怕，给父母打电话时我觉得很紧张。我很害怕他们不接电话，或者可能直接拒接。我只想表达自己的真实感受。我会说："爸爸、妈妈，好久没给你们打电话了。我这次打电话只是想告诉你们，我爱你们，我想你们了。"

人无法对自己的情绪进行风险分析。分析行为是由理智主导的，旨在权衡代价和益处。这既是不可能的，也是徒劳的。你无法分析、权衡或考虑情绪冒险行为的所有可能结果。你每次在情绪冒险行为之前进行分析，都会找到不去冒险的借口。比起让自己摆脱恐惧的可能性相比，你可能更害怕不愉快的结局。

你必须鼓起勇气，相信自己会挺过去。即使你经历了痛苦或不适，你也会活下来，而且会变得比之前更强大。

你还能做些什么来阻止自己被恐惧支配？

- 不要与恐惧信念抗争，要屈服于它。接受恐惧信念的存在。与它们斗争会分散你的注意力，让你很累，对你没有好处。持续与之斗争会让你陷入消极行为之中。

- 对生活持开放态度。要寻找证据去证明与恐惧信念相反的信念。如果你认为某人一无是处，就去寻找他的优点。如果你认为自己一无是处，就去寻找自己的闪光点。在恋爱关系中，看看你认为伴侣做错了的地方，然后接受对方可能做得对的地方。在你通常感到恐惧的地方，看看是否有其他的积极方面，并对你通常认为是错误、危险或有问题的情境持开放态度。

- 每当你发现自己试图控制结果时，反思一下。感受情绪并问自己："我试图避免的恐惧是什么？如果事情不按我的期望发展，会怎么样？我会安然无恙吗？"是的，你会安然无恙！

- 不要觉得你可以控制别人或外部环境。你不可能做到那些的。即使使用武力，也没有人会因为你希望他们做出改变而去改变自己。他们想改变就改变。每当你发现自己想让他人按照你的意愿行事时，停下来，深呼吸，放弃控制他人的想法。你能做得最自由的事就是坦诚待人。不要因为恐惧就撒谎，坦诚告诉他人你想做什么。

- 慢慢做出改变。

恐惧是自由的对立面。自由源自内心。你越是放开那些因恐惧而紧紧抓住的有限信念、人和情境，"恐惧是幻觉"这一事实就越清晰。

看到当你放手、不再执着于结果之后发生的事情，你就会开始在核心层面上理解生活是如何进行的，并在生活中找到自己的位置。停止与恐惧斗争是你走向幸福的最重要的步骤。

第五章
第2步——停止追求完美

完美主义者为了向世界展现自己完美的一面，往往会隐藏真实的自我。他们逃避批评和负面关注且通过获得自己想要的东西来追求成功或寻求认可。害怕做错事让他们随时保持警觉。这种状态像一个纸牌屋，每当事情不完美时，完美主义者的情绪就会失控。

因为完美主义是一种以约束的方法看待世界和生活的，所以让完美主义者打破藩篱的办法就是敞开心扉、允许自己表现出脆弱，同时要学会不要害怕失去，并用自爱取代恐惧。

完美主义如何毁掉你的幸福感

或许你认为自己不是一个完美主义者，又或者你认为达到完美主义是一种很有优势的生活态度。事实上，完美主义并不是一种积极的性格特征。完美主义意味着不惜一切代价避免失败。对一些人来说，完美主义是一个日常却又抽象的目标。这是一个无形的目标，因而不可实现或难以持续。这是一个不断变化的目标，为此努力只是为了获得某种认可。但更重要的是，它驱使你拼命工作，以避免任何形式的不认可。这是一种艰难、疲惫且消极的生活方式，因为对于普通人来说，完美是无法达到的。

　　一切都与认可有关。如果你能把一条蛇从帽子里拽出来，吹一下口哨就驯服了它，然后把它放回笼子里，整个过程中你都没有被蛇咬，你就做出了一件了不起的事！这件事给全世界的人们留下了深刻印象，对吗？可是，这种成就感能持续多久？

　　完美主义让人总是觉得压力很大。你不仅对自己有很高的期待，对他人也抱有很高的期待。这个世界并不像迪士尼乐园那样美好。我的意思是，如果因为有人在工作中迟交了项目书而让你失望，会发生什么？如果你跟某人有约，但对方在约定见面时间的前一分钟说他来不了了，又会怎么样？如果男朋友没有在情人节送你任何礼物呢？（他明明知道你想要什么，但他做了吗？没有！）这些都跟期待有关，就好比早上醒来，你期待自己有美好的一天，但取而代之的是接二连三的问题，让你愤怒和失望。这些期待会毁掉你的幸福感。

在坚持高标准的过程中，你多久会满足一次？你的努力是为了自己感到幸福还是为了给别人留下一个好的印象（回避批评）？如果错误或失败发生了，你会有什么感觉？

对于完美主义者而言，错误或失败的感觉很糟。甚至一想到失败，你的皮肤上就会起荨麻疹。完美主义者相信终有一天自己会因为这样辛苦的生活而得到回报。这种企图用当下的辛苦来换取将来的幸福的想法，其实是一种"零和幸福"。事实上，你永远也等不到你想象中的那个"回报高地"。

完美主义是对未来的想象

完美主义总是会向着某种既定的未来发展。完美主义者认为，因为当下单调乏味的生活很糟糕，所以努力工作是为了拥有更美好的未来。也许你觉得未来的生活应该会很轻松。但为了过上未来的美好生活，你必须立即停止一切让自己当下的生活很辛苦的行为。反思一下你的思维方式和行为方式中有哪些是受完美主义驱使的。这些行为既然会让你当下的生活很辛苦，它们同样会让你未来的生活很辛苦。

你不可能因为终于实现了一个期待已久的目标而放弃完美主义倾向；问题的关键在于，你必须首先意识到自己的完美主义特质。一旦你意识到了这些特质，你就要深入思考它们是如何影响你的，然后再开始挑战你现有的完美主义模式。

这也适用于你当下选择的情况。如果你不知道自己为什么要这样做，你就会不断地做同样的事情、进入同样的情境：一切都是相同的结果，只是时间不同罢了。你觉得自己被困住了，虽然一直在努力工作，但实际上你并不知道自己在做什么，就像每天在流水线上生产相同产品的感觉一样。

或许你认为是上天把同类型的人和事安排在你周围来为难你，但其实这一切都是因为你自己：是你用自己有限的、千年不变的汉堡配方亲手创造了窘境。你觉得汉堡不会是问题所在。的确，错不在汉堡，而在于你：你不断地做同样的选择，已习惯成自然。你仍然沉浸在"有朝一日"的幻想中，而没有活在当下。

完美主义是痛苦的

让自己保持忙碌是完美主义者的潜意识最喜欢的娱乐活动。很多人脑子里都存有一个待办事项清单，其中包括自己要做哪些事情、要怎么做以及过程中可能出现的突发情况。如果你现在放松心情后听到自己脑海中的背景噪声，你可能会感到不安。这很可能是因为你在惦记着清单上的那些待办事项。在你阅读的此刻，你可能觉得你应该去别的地方。快点行动起来！还有那么多事情要做呢！洗衣服、清扫沙发、给电动牙刷充电、给车换机油、写工作报告！完美主义让你忙得脚不沾地。

让自己和他人保持忙碌实际上改变不了任何事情。你可能会制定更多的规则。例如：每天吃一片生菜，只有在心情不错的时候奖励自己一茶匙沙拉酱。但这些规则只会带来不断的精神内耗。你可能会因为已经发生的事情责怪别人，让别人也很累。你可能会以各种各样的形式表现出这种不满。例如：表现得油盐不进、大喊大叫、回避、忽视，等等。这让你无法与他人更亲近，也永远解决不了问题。

假设你正在开车，这是你的大脑在 10 秒钟内的活动："我真不敢相信那个白痴打断了我！啊，现在珍妮又给我打来电话！难道她不知道我们上次谈话时大吵一架之后我的气还没消吗？咦，我该在哪个出口下高速？唉，我总是这样，每次我去新地方都会迷路。我好笨！"

看看上面的这段内心独白，每个人（包括你自己）其实都是不完美的。如果你有这些反应，我保证，它们不仅仅是停留在你的大脑中，而是会见缝插针地控制你的行为。事实上，正是因为有这类想法，你才会选择用既有方式来对待别人。当然，有人可能会因为做了什么触发了你的情绪开关，但你看待事情的方式已经固定了。你的既有想法和感受并不是别人强行植入你内心的。在某种程度上，你是把惩罚当成了一种转移注意力的工具，使自己无法关注深层次意识。

责怪别人是你在自动化状态下做的事情。你在这么做时自己是没有意识的。责怪是一个极大的干扰因素。如果男朋友吃饭时咀嚼的声音太大，你一听到声音就想发疯，你可能没有意识到那是你选择要做的事情。你在选择跟这个人谈恋爱的时候，他就是一个吃饭时发出很大声响的人。你之所以会因为讨厌他咀嚼的声音而对他大喊大叫，是因为你期待完美（而且你还患有厌食症），但这什么都改变不了。

你可能认为你期望的是对自己有用的东西，而对方需要跟着你的计划走。事实上，你对他人的期待来自于你内心的某种空虚。你可能会把男朋友看作是你的延伸，你评判他就像评判自己一样。在你心里，男朋友应该强调你有多棒，以掩盖你内心的空虚。当他无法继续伪装时，你会以某种方式让他知道你的不满，因为你需要回到感觉良好的状态。"感觉良好"在这里意味着再次回到麻木的状态，而不是感到空虚。遗憾的是，男朋友没有意识到他要对你内心的感受负责——如果你都没有意识到该负责的是你自己，他又如何能做到呢？

意识到完美主义和由此产生的言语自责不会打破这种模式，因为背后仍然有恐惧驱使着它。这种恐惧就像一列永不停歇的火车：身体上的感觉很难停下来。仅仅了解这些并不能阻止你让自己继续攀爬，这会让你通过不断地推、拉、强迫自己或者做你认为必要的事情爬到山顶。你可能会将自己或办公室的其他经理作为假想敌。你是第一个参加团队会议的人，而且你每天都比其他人更早到达办公室。然而，那些你认为不如你的人却一次又一次获得晋升机会。这让你很生气。你将愤怒内化，将自己视为失败者。这种情况下你可能会站在冰箱前深呼吸，或者在加油站外喝威士忌。你无法处理自己对自己的认知和情绪。世界上所有痛斥都无法改变你的处境。这是一个痛苦的策略，无法给你带来快乐。

想象一下，你的目标是成为一名有影响力的艺术家，但由于一些原因，你无法以此谋生。有人想委托你创作时，你觉得没有创作的动力，所以你会挣扎，责怪他们为什么会有那样的期望。很多画廊将你拒之门外。事实上，你很多时间都在批评自己创作的作品不够完美，而没有花更多的时间创作艺术品。所以，你没有足够的作品参加画展。晚上，你会因为没有一个完美的作品彻夜难眠，但却不采取行动，无法开始创作，你只是沉浸在自己的想法和思考中。你觉得自己一直是在原地踏步，没有任何成就感。

在这种状态下，你不大可能看到自己的计划有什么进展。事实上，通过惩罚所有不完美来分散自己的注意力在某种程度上会造成你的精神内耗。你越是哀叹自己艺术创作过程中的不幸遭遇，你就越不愿意朝着目标前进。

从童年时代起，你就处在因失败而责怪自己的循环中了。这种责怪现在更为深刻，其后果就是你的职业生涯中没有任何成就。你希望事情变得完美，但与此同时，你对失败的恐惧又让自己陷入了一种不作为且为自己开脱的循环。

留意一下你脑中的想法。它们不仅是重复的，而且是一种固执的循环模式，无法让你停下来喘息或有机会进一步认识自己。这种模式让你总是停留在表面，无法进一步了解自己完美主义行为模式背后的根源。

相反，如果你选择了找出自己内心真正的问题，会怎样呢？如果你审视自己的想法，寻找真正让你不快乐的线索，会怎么样？

你需要深入了解自己。当你犯了一个错误或没有达到自己的期待时，内心会有什么样的感受？羞耻、愤怒、悲伤、孤独、无价值感？这是一种反应。你可能没有意识到这种混杂的情绪其实是循环模式的一部分，但这正是你一直试图回避的事情。回避本身就是循环模式的一部分。

你不能再回避了。下次陷入困境时，请你坐下来，闭上眼睛，专注于身体的感觉。发生了什么？也许你会感到胃绞痛。关注那种感觉。这种感觉向你发出了什么样的信号？起初，它可能会让你觉得自己是个失败者，但如果你带着这种感觉坐着，你可能会注意到这种感觉背后是羞耻。如果你再多坐一会儿，脑海中可能会浮现出一段旧时记忆，告诉你为什么会感到羞愧。

关键是不要在你沉浸于这种感觉的时候做任何评判，你只需要保持好奇。最终，你会找到这种感觉背后的负面信念（例如"我真没用"）。此时，你就可以做选择了：你可以选择在此刻采取不同的行动；或者，如果这远在你的舒适区范围之外，你可以任由这些情绪舒展，直到它们消失。不论是哪种选择，其作用都在于打破了你的既有模式，改变了给你造成痛苦的负面信念。

关于"没有错"

尝试控制或操纵自己的处境（以此符合你的期待），这是另一种消耗你宝贵能量的方式。你可能会认为，你心中的设想是"正确的"，其他人需要跟着该计划走。这就好比你可能会通过贿赂他人来让他们走单行道，但他们迟早都会想走四车道的双向高速公路。他们有自己的计划，那是激励他们做事情的动力，而他们的计划有时和你的计划不一样。你可能会有点沮丧，不明白为什么他们都不按照你认为的"正确的"计划行事。

这并不是说你是个失败者，而只是说你对"正确方式"的理解有限。你的理解来自你的童年经历和过去的社会阅历。你曾经认为必须要认定一条"正确的"道路，否则，如果犯了错，可能会付出惨痛的代价。

如果犯了错，你能忍受吗？我曾经完全忍受不了。为了避免出错的可能，我甚至不会参加任何辩论。我选择沉默。我加入对话时都是小心翼翼的，我会反复确认话题，以确保我"一切都是对的"之后才会开口。在我看来，"一切都是对的"不仅意味着我说的话不能包含任何关于聊天话题的错误信息，还意味着我不能有不合时宜的感受。我的感觉好像总是跟大多数人的感觉不一样！

你相信自己的感觉吗？让我来换个方式问这个问题：作为一个完美主义者或者一个有完美主义倾向的人，你是否也在尝试拥有"完美的感觉"（那些别人会喜欢或认可的感觉）？只有拥有"完美的感觉"，你才会觉得没有人会离开你或指责你"感觉不对"。

每当你感到自己的感受对别人来说毫无意义，你就会觉得自己像是被贴上了一个"你真没用"的标签。这种感觉可以追溯到你的童年时期。你可以把它与注意力的丧失、爱的丧失、接受能力的丧失等方面联系起来。你可能已经决心要摆脱纷争，进入"不要误会我"的模式。你不想被误解；你想被接受。接受比什么都重要，所以犯错会让你觉得自己应该在这个世界上消失。

这就是为什么世界很大，但完美主义者的世界很小。这并不意味着你没有旅行过或没有成功过，而是说，在你的世界里，对于如何从 A 点到 B 点，你的想法是有限的。完美主义要求你坚持计划。如果不坚持计划，你会感到失控。你的计划始终是"正确的"，需要你沿着道路一直朝一个方向行驶；该计划要求你右转时，你不能左转。

该计划没有留出多少空间让生活去自然地（不可预测地）展开。在完美主义的驱使下，你比普通人更能适应各类模式。你希望别人以特定的方式看待你。你一直朝着被接受的方向努力，或者至少不会在中途被淘汰。但我们控制不了别人。我们不是别人肚子里的蛔虫，无从得知别人对我们的看法。以下是一个完美主义者的例子：我的一位客户，名叫艾伦，他比团队里的其他人更努力，就是为了通过这一点证明自己比其他人在专业上更出色，从而获得他人的认可。

艾伦和两个合伙人共同创立了一家建筑公司。他总是让自己承担最终决策者的角色。他从一家商业房地产开发商那里拿到了一个重点项目，两个合伙人都希望在这个项目上能用自己的专业知识帮助他。但艾伦挣扎了许久，一直没有将任务下放给他们。他想确保这件事做得是对的。他不信任合伙人，因为他觉得他们不像他自己那样完美。他不断向他们保证，会尽快让他们参与进来。艾伦更信任几名员工，他想亲自负责分配任务。他想让自己在客户面前看起来像个胜利者。对他来说，重要的是能够获得认可。他想对每件事负责，做那个拯救世界的人。

事实上，他觉得那两个合伙人都很懒；他认为自己能比其他人做得更好。

与此同时，两位合伙人都想知道艾伦是在谁的团队。艾伦来找我做咨询时，他逐渐意识到是自己的期待和对认可的需要让他不断地去评判自己的合伙人。他担心他们会犯错误，毁掉他做出一番成就的机会。他知道在这个重点项目上，他没有给过他们施展的机会。他意识到自己内心非常空虚，因而需要通过自己的成就来充实自己。意识到这些之后，艾伦逐渐放弃了控制权，邀请合伙人共同参与。他开始做一些对于过去的自己来说根本不可能的事情：他放松了一点。他允许别人散发光芒，并且非常清楚自己的动机。当他给自己更多的平衡并对合伙人以诚相待时，他对客户资源也不再紧紧攥着不放了。他开始认为自己是一个成功团队中的一员。

为错误感到高兴

每个人都会犯错。世上没有一本关于如何避免犯错的指导手册。错误本身没有意义，是我们给错误赋予了意义。你犯的错误对你来说可能很严重，但在别人看来则是微不足道的。

　　你可能会用铁腕手段管理自己，但这不会让你开心。你完全可以为犯错感到高兴。如果你犯了错，例如使用烤箱时烧焦了眉毛（你可能需要拨打急救电话，但没必要揍自己一顿），你完全不用吓得蜷缩成一团，也不必觉得天塌下来了。生活中总是会有这样那样的状况。所以，当状况出现时，考虑一下自己的感受，为自己只是平凡的人类而感到高兴吧。不要太过努力，也不要跟自己的感觉过不去。

　　如果你能坚持与"不必表演"这种不熟悉的感觉同行，你就会开始为自己改变一些事情。你在采取不同行动时要直面自己的感受。无论多困难，都要保持与自己情绪的联系；在感受这些情绪的同时，打破你既有的行为模式。如果没有情绪，那么单纯采取行动不会改变任何事情。在做出新的选择时，对于那些关于"我必须完美"的感受，你需要承认它们的存在，需要去处理它们，放弃对它们的执念。

刻板 ≠ 幸福

　　渴望完美意味着你比较刻板。我保证你所做的决策都是非常严格的、非黑即白的。

通常，你的期待中的严格来自于深层次的需求，即完美带给你的认可。

看看你设定的那些严格的目标（特别是那些让你焦虑的目标）吧。这种严格可能会给你一种"一切尽在掌握之中"的错觉。但是控制会给你和别人带来问题。如果你是一个完美主义者，几乎每件事情都会成为一个问题。

如果你做任何事情不是基于幸福和快乐，那么你将很难触摸到幸福。幸福意味着你处于舒展畅快的状态，而不是严格地要求事情按照你希望的方式发展。珍妮特是我的一位客户，她很固执，大部分决定都源于恐惧；她不明白为什么自己这么优秀却还是没有对象。

珍妮特跟一位男士约会过，约会的目的就是为了建立一段认真的感情。她对初次见面的环境要求很严格，必须是在一家她喜欢的咖啡馆，而且她只愿意周六见面。她列出了一系列约会对象必须具备的特征：他必须有一份好工作，有魅力，像她一样喜欢户外活动，还要有相似的音乐品位，有自己的房子。她的标准中没有任何包括情感方面的内容。她从来没有想过："我们喜欢对方吗？"珍妮特严格遵守自己制定的规则，因为她担心如果这个男士不具备这些特质，就没有建立一段感情的必要了。

当她开始来找我咨询时，我发现了更严重的问题。珍妮特害怕选错人，因为她觉得别人可能会认为她不够好。她也感到自己内心深处的缺失感，这让她不仅在约会方面，而且在很多方面都制定了严格的规则。珍妮特担心自己无法掌控一切，最终会遇到一个像她父亲一样的人。她父亲在她童年的大部分时间都处于失业状态；一家人经常搬家，从未拥有任何值钱的东西。她父亲从来没有和她一起参加过她喜欢的活动。

对珍妮特来说，放弃完美主义意味着要意识到自己的严格其实是一种保护手段。她意识到，在内心深处，她觉得如果找不到一个具备她自己所缺乏的所有品质的男士作为对象，她就没有任何价值。过去，她在感情上从未敞开过心扉，也无法与他人建立亲密关系，所以她没有注意到这一点。

在咨询过程中，她开始意识到自己在爱情和生活中为自己的幸福制造了怎样的障碍。她开始敞开心扉，不再那么死板，允许第一次约会在其他地方和其他时间进行。她放弃了自己的清单，打破了自己的规则，转而开始寻找与自己有默契的人。她的目标是允许自己表现出脆弱，并与一名合适的男士在情感上建立亲密关系。后来，她遇到了鲍勃，发现他很容易相处。他们很投缘，一直在一起。

麻木 ≠ 幸福

也许你认为幸福只是在某些特定的时刻，但真正的幸福其实是一种生活的状态。你可能把麻木和幸福混淆了，因为麻木的特点是没有负面情绪。"嚯！我感觉不错。终于可以松口气了！"

我有点不愿意谈这个有点令人头晕的话题，但放松和麻木都不是幸福。放松和麻木都是不可持续的（当然，有精神障碍患者除外）。事实是，幸福的对立面是什么都感觉不到。麻木还具有误导性。或许，你一直确信自己什么都感觉不到，但只要有人能激起你的情绪反应（例如有人说："嘿，你牙缝里有个青菜丝儿！"），顿时你可能就会为自己在那一刻不够完美而感到羞耻。然后呢？所有的麻木都消失了，而那种什么都感觉不到的空白感让你久久感到不快。

过度付出 ≠ 爱情

你过度付出是觉得这样不仅不会有人对你吹毛求疵，而且还能避免遭到拒绝，是吗？如果你准备和你喜欢的人进行第三次约会，你们的计划是去野餐，你准备了很多东西（例如，八种不同的奶酪、三种肉、苹果、梨、杏仁、汽水、纯净水、两瓶不同的葡萄酒、一个十层蛋糕，等等）。有点多了吗？是否还有空间让你的约会对象也贡献些什么？你这样做是为了确保自己不会被拒绝，但你的约会对象可能会感到无聊，觉得这一切都与自己无关。

拒绝和批评是让完美主义者最害怕的事情。你认为自己缺乏处理这件事的情感资本或手段。这种感觉就像是自己被抛弃了一样。事实上，你的反应可能会非常极端。你也许会觉得离开这个人你就活不下去了。尽管理智可能会告诉你，仅仅三次约会就对一个人有这么深的依恋是不可能的，但这并不能改变你的感受。你可能强烈感觉到了要被拒绝，因此你对自己抱有更高期待，然后这种期待就驱使你去过度付出。你也会对你的约会抱有某种期待：你希望对方喜欢你，对你不离不弃，对未来做出承诺，表现出对你的好感。而现在呢？

在我不了解不安全型依恋和自己的完美主义模式之前，我正在跟一位男士约会。他很快就对未来做出了承诺，说这就是他一直在等待的一段感情。我无视每一个危险信号，按照自己的完美主义模式行事。我发现自己大部分时间都很焦虑，因为尽管已经说了承诺的话，但并没有任何实际行动。当时，我觉得自己不够完美，一定是不具备一些东西。这并不是说我整天追着他或让他满足我的需求，而是恰恰相反：有天晚上他试图告诉我他不确定能否来看我，我却连连说自己完全有时间——因为我一直在想，如果他能看到我有多完美，那就太好了！不知为什么，我当时觉得那是一个生死攸关的重要时刻。我的状态从"我很独立"忽然变得像个疯子一样。

　　他答应我晚些会打电话来告诉我他是否能来看我。但他没有打电话。我整晚都很焦虑。第二天早上，他发了一条短信。我很怕失去他（失去一个我没有得到的人），他说他第二天晚上会来，我答应了。好吧，实际上我想说的是："我会准备好香槟，给你一个惊喜。"他来了之后我还给他烤了曲奇饼干。我给一个没有给我打电话的人烤了饼干。他好像很不情愿来看我，但我想的却是："如果我变得更好，他怎么可能拒绝呢？"

　　这一切就好像你在兔子洞里跑了很远，你已经不知道自己在哪里，但为了安全你还是会继续奔跑，尽己所能避免被拒绝。如果你从一个感觉不到爱或在某种程度上感觉不被接受的小孩子的角度来看待我的这些反应，这些感觉其实并不极端。随着年龄的增长，你每一次的努力都会有这样的感觉，你会让自己陷入疯狂的期待之中。每一次被拒绝都会增加你"痛苦收集车"里的情感垃圾。

痛苦不会因为你选择忽视它而消失。相反，它会驱使你一直寻找"付出终有回报"的那个宝贵"回报"时刻的荣耀。然而，大多数时候，你期待的那个宝贵时刻并不存在。这只是你追求的一种感觉。你只是想有一个好的结局，这个结局通常是类似这样的场景：在那里没有人会拒绝你；在那里，你终于可以放下自己的高标准，坐在海滩上喝一杯。可惜，生活从来不会是这样。你一直在承受着高期望的挑战，因为你不知道自己还能做什么。你的恐惧（无论是害怕自己不讨人喜欢、害怕失败还是害怕被抛弃），都会让你为了最终达到顶峰而过度努力。只要你不选择停下来，这种状态就会一直循环下去。

当你停止努力和过度付出，开始审视自己的恐惧信念时，会发生什么？你不再抱有期待，你会发现自己只是因为活着就会感到幸福。找到所有让你过度努力的原因。坦然面对拒绝，知道自己有足够的韧性来应对它。你的完美主义建立在坚硬的地基之上，现在你需要为它松一松土。

完美主义的轮胎爆了：改变不是一件容易的事

现在，我猜你真的很想改变自己的完美主义模式了。完美主义主导着你的工作、恋情、社交，让你的所有关系都变得更具挑战性，尤其是你与自己的关系。

从现在起，不要再执着于追求完美

你是个可爱的控制狂。你可能会听到自己说："我会允许自己不去控制一切，我很想看看会发生什么。"问问自己，你真的允许吗？你可能对某人说："如果你只做这个或那个，一切都会好起来的！"这完全不是控制，对吗？

真正的情绪自由来自于摆脱想要控制的冲动。留意你对自己成为控制狂的感觉。你可能感到沉重、焦虑或抗拒。

要同时戒掉完美主义和控制狂倾向可能很困难。蜥蜴脑喜欢让你处于警惕和掌控一切的状态。你可能会认为，获得控制权让你更有安全感。

但世界是不断变化的。向外寻求安全感是错误的。

当你关注拒绝时，你的身体感觉如何？当你关注如何通过付出比其他人更多的努力来控制事物，然而却没有得到多少满足，你会有什么感觉？继续问这些问题，寻找身体上任何不适或紧张的感觉。你可能会咬紧牙关或屏住呼吸。当你注意到这些感受时，留意可能出现的有关过去事件的图像或记忆。它们揭示了关于你的哪些信息？请记住，很久以前，当你害怕被抛弃并为周围的一切赋予意义时，你在恐惧中创造了一种消极信念。现在，回到过去，你可以选择从另一个角度来看待过去的事件。这个视角也许是关于你自己的一种更全面、更平衡的观点。在你基于别人的意见创造另一个你之前，你可以把自己想象成过去的样子。

这需要时间。请记住，这项工作就好像是用刀从冰山上削冰，只能一片片地削，无法一蹴而就。我经常提醒客户，冰冻三尺非一日之寒，处理情绪要比改变外部环境花费更长的时间，但其结果将是永久的。

练习： **停止过度表现，停止控制**

带上你的日志，留出大约 30 分钟的时间。找一个安静舒适、无人打扰的地方。你可能不觉得自己是一个控制狂或完美主义者，但你应该尝试去做这个练习，你可能会对自己的发现感到惊讶。在回答问题时，使用第三章所述的相关方法很重要。

1. 关注某个你觉得自己非常努力的方面（无论是个人生活还是工作领域）。你为哪些事情付出了很多努力来掌控局面或寻求认可？（例如：你希望男朋友以你喜欢的方式对待你；你希望公司员工尊重你，并在工作中不犯错误；你想做一份完美的甜点，并得到赞赏。）

2. 现在，不要把重点放在你试图通过过度表现来控制的事情上，而要充分了解当前的情况。当前的现实是什么？（例如：你努力想成为一个完美女友，经常为他准备五道菜的餐食。不管你怎样努力，他还是不会经常给你打电话或来见你。这就是当前的现实。）

3. 做第三章中的"身体扫描"练习。尽管你已尽了最大努力，但当你认清现实后，你是否感觉到身体有不适、疼痛或紧张的感觉?（例如：我觉得胃不舒服。我想呕吐。我在焦虑、悲伤或疯狂的时候就会有这些感觉。）

4. 你能察觉自己是如何通过表演来控制一切的吗?这种方式给你带来了什么样的感觉?（例如：我觉得很累,为自己感到难过,为什么要为那么点钱去这么努力地工作。我觉得这种生活让我没有关心自己的时间,我也觉得自己没有取得任何进步。我觉得自己完全不招人喜欢。）

5. 如果停止控制（控制是一种错觉）,你会害怕什么?（例如：他会离开我的。我得继续表现,他才会留下来。想象"如果我停下来会发生什么"让我感到恐慌。）

6. 看到了吗,无论你在这种情况下付出多大的努力都无济于事?为什么别人的反应对你很重要?（例如：我明白了,无论我对女朋友有多少期待,每次只要我做得不够完美,她总是反应过度。她的过度反应让我想深呼吸。我确信,如果我不够完美,她就会离开我。）

7. 想象你余生一直在继续现在的行为模式,而情况没有改变。那是什么感觉?（例如：我也受不了。为了获得爱和尊重而要这样努力地工作,我宁愿住在山洞里!如果这种情况一直持续下去，我会觉得自己糟透了。）

8. 现在，当你为了保持控制而停止过度表现时，你已经意识到了自己的恐惧和想象中的损失，你能因此而停止做某件事吗？选择一个可以放弃的活动。（例如：我不会发短信问什么时候能见到他，试图控制交流。）你能忍受不做这件事引起的不适吗？感觉怎么样？（例如：这让我很害怕，但感觉也很奇怪。我感觉轻松多了。我不是试图控制他；我觉得我是在关心我自己。我有了更多的时间和精力。）

9. 现在看看整个情况。既已决定放弃控制一件事，你会放弃什么样的"表演"？（例如：我正在停止"海螺姑娘"式的行为——每晚做一桌美食的表演。我在为我们两个人叫外卖。他好像要发疯了，但我几乎不在乎。我觉得我正在为自己做一些事情。反正不管我怎么努力他都不在乎。我感到害怕、疲倦、不受重视。我觉得他没有注意到我所做的任何事。对我来说，更舒服的方式是，停止为了得到爱而努力表演。）

10. 现在就采取一个行动，无论是停止控制，还是以某种方式停止表演。去做，去感受。从小事开始。利用身体的感觉，观察自己的感受。记住，用感觉引导，其余的都会跟随。你越是去做这些，你就越会感到有力量。

在一天中的任何时候，你都可以找机会密切关注自己的行为。当你发现自己在过度付出时，立刻提醒自己，问问自己为什么要这样做。你是想控制别人对你的看法吗？你是害怕被拒绝吗？通过问自己这些问题，你能够不断提高对自己的行为及行为动机的意识，这将有助于你打破消极模式。

第六章
第3步——停止取悦他人

取悦他人指的是你通过操控他人对自己的看法来表现自身的价值，因为你内心的价值感比较低。这种做法是有操纵性的，因为你这么做的目的就是为了从他人那里得到某种东西。你希望自己在他人眼中是正面的、具体的。例如：被认为是"好人"。你进而会想："好人会做什么呢？"然后就去为他人做这些事。由于害怕被拒绝或被抛弃，取悦者会过度付出，不断讨好他人。

解决办法是要充分认识到，在取悦他人的背后，是"我还不够好"的信念和行为模式在起作用，同时还要学会去感受被拒绝和被抛弃的感觉。

"我为了得到爱而取悦他人"

取悦他人是指你通过为他人付出，来影响他人对你的看法。

对你而言，他人对你的看法比你对自己的看法更重要。你可能不同意这种说法，会说："我才不在乎别人怎么看我呢！"

但事实是，如果你在乎的人对你说"你太唐突了"或"你真让我失望"，或者无缘无故就不跟你说话了，那么你立刻就会做出反应。为什么？可能是你害怕失去他们。

你有没有通过吃东西来取悦过他人？这听起来很疯狂，对吧？但是调查显示，在社交场合中，很多取悦他人的方法都令人吃惊。也许你觉得对方希望你吃他的东西，你吃了之后他就会开心。在这种情况下，如果你选择吃这样东西的初衷并不是因为饥饿或自己确实想吃，那么你就是在取悦他人。

以取悦为手段来防止他人抛弃你，是一件艰难且吃力不讨好的事情。你是在通过他人对你的看法来审视自己。你需要他们的关注和认可。这会让你愿意为他们做任何事情！事实上，你的核心信念就是自己根本没有价值，而是需要他人赋予你价值。只有取悦他人、获得关注，你才会感到自己有价值。

可悲的是，你可以通过取悦他人来获得好感，或许他们还会笑着对你说你有多好，但他们心里可能觉得你真是虚伪又愚蠢。他们可能更希望你能坐下来放松一下，像个正常人一样跟他们交谈。你无法得知别人对你的看法以及感受，特别是你还在为了赢得他们的好感而做一些自己根本不想或完全没有时间做的事情。

取悦他人这种模式是从小形成的。每个孩子都想得到正面、无条件的爱。有些人很快会发现，想要得到自己渴望的爱，最好的方式是取悦他人。事实上，甚至有些人坚信，取悦他人是获得爱的唯一方式。

还记得第一章中所说的依恋理论吗？婴儿时期，你只是一块白板。除了一些基本的需求（食物、住所、爱、安慰）外，婴儿对其他事情一无所知。父母双方或一方可能会出现反复无常、感情冷漠、长期不在身边、严格或过度保护的情况。这种不稳定性可能意味着你不知道什么时候会才会被爱，因此你总是会想办法做些什么来得到爱。

通过观察父母和其他人的行为并将其作为自己的行为模板，你得到了有用的信息。你发现，有的事情好像是在重复发生。你或是被责骂，或是别人说你从没有做对过一件事。这种想法并不是别人强加给你的，而是你自己从周围的环境和周围人的行为中总结出来的。于是你形成了像"我真没用"这样的消极信念。

那怎么办呢？你可能会想："我知道，让我打扫一下爸爸妈妈的卧室，整理一下自己的床铺，或做点什么来证明我并非没有用。"你可能还会带着这种想法去交朋友。你会想："如果我让他们开心，他们肯定会喜欢我！"你通过观察自己对他人的付出以及他人给你的回报来衡量自己的价值。你把报纸拿给父亲，或许他会拍一拍你的头。你修剪了院子里的草丛之后得到了报酬。或许你在初恋的时候就缺乏关注和安全感……所以你学会了一点：如果想要被爱，就要不断付出，付出的越多越好。

对孩子而言，父母的行为模式是一个"可接受行为"集合（可能父母并不知道这一点）。他们的行为模式就是你的行为模式。或许你的母亲巴结老师，想让你得到不错的分数；或者给邻居送蛋糕，想让他们喜欢她；又或者即使全职工作也要承担所有的家务，只为让家里和和美美。可能她自己也感到愤怒和疲惫，但是除此之外，她别无他法。你的父亲可能也会不断地帮助邻居，解救他们困在树上的猫。他可能也会笑着拉出梯子，看起来非常乐于帮忙，但回家之后，就愤怒地在车库里乱砸东西，说别人都是想占自己便宜。但他一直这么做的原因是因为他内心总是觉得自己除了做个好人，别无他选。

不仅你的父母是这样，老师、朋友、亲戚也是如此；你在哪里都能看到这种行为。慢慢地，你也开始这么做，久而久之便形成了你自己的行为模式。

你并没有意识到取悦他人是一种操控，因为你最终的目标是要从他人那里得到一些东西（例如"认可"）。但是现在你知道了，别人一旦感觉自己被控制了，就会想拒绝。

讽刺的是，取悦他人并不能让你获得爱。诚然，这样做可能会防止他们抛弃你，但无法让你们的关系更进一步。你不断地想要得到认可，没等别人开口就帮他们做事，因为你认为如果你能做这些事去满足他们的需求、把他们从一团糟中解救出来、把他们交代给你的事情做到尽善尽美，他们就会更爱你。你害怕自己在失去内在价值的时候被别人抛弃，这种恐惧驱使你为别人洗碗，你认为这样才能保证你不会成为孤家寡人。"但我也没办法，我不能让任何人失望！"

你可能还认为，别人快乐你就会快乐。但事情不是按这个逻辑发展的。你每次把取悦他人当作一种"为取而舍"，实质上都是在消耗自己的体力、精神和情感能量。这会让你比什么都不做还要感到孤独。你选择把他人的需求放在第一位，把自己的精力抽干，却还觉得自己会因为有了他人的认可就变得元气满满。但这种无意识的取悦就像是吃了一块廉价的糖果，只会让你获得短暂的快乐或一些无效且无法持续的能量。

　　无论是在家里还是在职场，取悦他人都会影响我们。举个例子。理查德是一家大公司的经理，他工作十分努力。他发现，自己为员工争取工资时，有的员工会十分感激他，而有两名员工只是说了声"谢谢"，依旧不尊重他和其他人。理查德还把这两名员工留在自己的部门，因为尽管他们的态度有点问题，但两人的工作能力十分出色。从某种意义上来说，理查德希望的结果是：给每个员工都涨了工资，这两名员工就会心存感激，从而改变自己的行为。

　　事实上，除了为员工争取工资，理查德还会做一些其他的事情。例如：每周请员工吃一次午餐或每周三给员工带面包圈。他经常想多做一点，打造一个令人愉悦的工作环境，同时也希望得到员工的喜欢。

　　在跟我做咨询的过程中，理查德发现了自己的这种缺失感，并意识到他之所以做好事，是想影响他人。他开始意识到，自己那些带有目的性的善意起不到任何作用；如果自己想为别人做任何事，都应该是出于慷慨付出，而不是取悦别人。理查德不得不关注自己的感受，以及想要掩饰自己内心缺失感的行为。当他对自己更加坦诚后，情况就开始发生变化。他逐渐开始展现更多的自信，不再在意别人是否喜欢自己。最终，他开除了那两名员工，并非是出于个人原因，而是他非常清晰地知道，那两名员工的态度会影响他们的工作质量，甚至会破坏整个部门的良好氛围。

练习一：　你是讨好型人格吗？

带上你的日志，找一个安静的地方，腾出大约30分钟的时间。我们来做一个练习。可能你非常确定自己不是讨好型人格，你觉得自己只是非常慷慨，经常给予别人他们需要的东西。那么，请看下面的六个问题，并根据自己的感受来作答。

1. 假设有人求你帮忙，你内心立刻产生了抵触情绪，但又感觉自己要被迫接受。有没有一种被人打了一拳的感觉？有没有感觉自己的下巴紧绷、胃部收缩？你感到生气吗？请描述一下。

2. 如果你觉得自己能忍受这种不适感，请写下驱使你忍受的原因。在这次经历中，是否有某个人（无论是以言语或是行动）或者过去的某种经验告诉你：做所谓"对的事情"或打肿脸充胖子要比跟着自己的感觉走更重要？

3. 你觉得自己做了这件事之后能从对方那里得到什么？你觉得自己的所得大于自己的付出吗？如果是，你有什么感受？

4. 如果你把自己的舒心放在第一位，那么你会怎样诚实地回复求你帮忙的人？

5. 保持诚实，尝试不从他人那里得到什么（例如"认可"）来让自己感觉良好，你觉得自己会放弃什么？

6. 你是为了避免什么样的感觉才取悦他人的？你能接受这些感觉吗？

看看你写下的回答，你觉得自己是讨好型人格吗？或是有这种倾向吗？如果是，请继续读下文。

取悦、恐惧与期待

"你想吃什么？"

"哦，你想吃什么就点什么，我都行。"

听起来很熟悉吧？在以上场景中，如果你不说出自己的喜好，别人就无法了解你。如果你不说自己喜欢什么，没人会知道。跟素食者一起吃饭时，你是不是害怕说"我喜欢牛排和鸡肉"这句话？你是不是觉得他们会生气或者不喜欢你？但如果你不做真实的自己，别人又怎么能真的了解你并爱你呢？

取悦别人就像是参加铁人三项比赛，只不过到达终点后你不但没有奖牌可领，也没有人为你欢呼。你自己可能都不会停下来给自己一句赞扬："多么了不起的成就啊！你做得真不错。"即使你觉得自己做得不错，这种感觉也会稍纵即逝，很快就会被另一个想法取代（例如："玛丽还在生我的气，因为上周她的狗需要去看兽医的时候，我没帮她。"）

在你看来，自己是个失败者。如果不取悦他人，你就会感到迷茫。或许别人不需要你取悦他们，但你仍然坚持这么做。这些过程可能是隐性的，但你还是希望一切能按自己的模式进行。

我有一位客户，名叫约翰，是一位平面设计师，一般居家办公。他的同居对象麦琪在一家科技公司工作。每天早晨，麦琪离开家去上班时，约翰就开始感觉不好了。让约翰感到烦恼的是，他无法控制自己的空虚和焦虑！他很需要被关注，但又恨这样的自己。他的大脑飞速运转，情绪被激发，开始想象麦琪会不会去那家员工全是英俊青年的咖啡馆。他越想越觉得自己要失去麦琪了。他开始想象麦琪正在离他而去。他也知道这样很不理智，也知道不会发生任何事情，但他还是感到沮丧。然后，他就开始回想自己为了取悦麦琪给她做好吃的饭、给她按摩、包容她的方方面面，可以说是非常努力了。不幸的是，每天这个时候，他都感到自己做得还不够。

"我还有什么没有做？"在咨询期间，约翰这样问我。他还告诉我，每当自己有这种情绪反应时，他都会尝试安慰自己说："她不会离开我的，我是她一生中能遇到的最好的人。"然后，他就给麦琪发短信，刷一刷自己的存在感，然后不停地念叨他们计划中的烛光晚餐。他想以此确认自己的付出能留住麦琪，让她依赖自己。

约翰很担心的是，不论自己如何取悦麦琪，麦琪最终也可能会对他和他所做的一切感到厌倦。约翰想要得到回报，但麦琪并没有给他什么回报。每周至少有一次，约翰都会非常激动地与麦琪对峙，而麦琪则会反驳说她感觉自己也为约翰做了不少事情。

我跟约翰交谈，让他尽量少取悦麦琪。我建议他坦然地接受自己的感觉带来的不适，这样我们就能找到他感到不安的根源。我还跟他说要跟麦琪坦诚相待，说出自己的真实情况。

约翰开始向麦琪展现自己脆弱的一面。这很有效果，因为麦琪说她不希望也不期待约翰用他的方式去付出。她想要跟约翰的关系更进一步，但发现这根本不可能，因为约翰总是对她发脾气。约翰也向麦琪诉说每次她离开家去工作的时候自己会感到不安。他向麦琪解释说，他不需要麦琪做任何事。约翰有这种反应绝不是麦琪的错，但是让约翰分享自己的感受很重要。

后来，约翰敞开心扉，表达自己的不安，开始控制自己不去取悦麦琪，他们的关系迅速得到改善。由于约翰不再自我消耗，他获得了额外的精力，不再依赖麦琪来填满自己的能量空缺。在我们的共同努力下，约翰发现了自己的恐惧根源。他逐渐能够打破很多既有模式，并转变了一些消极信念。他比之前感到更幸福、更放松、更自在了。

停止取悦他人并不容易。"如果不努力取悦别人，我就无法得到爱"这种猜疑和担心总是控制着你，让你觉得别人对自己的关注不够。但你想想就会发现，如果你自我感觉良好，那就不需要去考虑这些烦恼。你越是不试图取悦他人，越能减少对他人任何行为和行为动机的依赖，就越能获得更多的能量，从而过自己的生活，并进行真正出于慷慨的付出。

操控

当我们取悦他人的时候，就会有操控，但我们大部分人不这么认为。那你如何解释取悦他人就是想让他们为你做些什么呢？你可能会说："我想要的只是一句'谢谢'。"这又引出了另一个问题：为什么这句话这么重要？在听到"谢谢"或你帮别人做事后得到回报的背后，你想隐藏的是什么样的感觉？

事实是，你可以选择自己的感受。我们大部分人小时候都没有学过这个真理。你可能已经习惯了忽视自己的内心，特别是当你内心的想法与他人的不符时。例如，下面这个模式就会导致操控："妈妈对我大喊，让我不要再烦她了。她感觉怎么样？我最好做点她想让我做的事情，这样她就会爱我。"

操控的出现意味着自我充实不起作用。不要再试图让自己的感受与他人的保持一致；你应该深入地了解自己的内心，这样你就不再需要操控他人。即使之前你害怕被抛弃或被拒绝，你也会发现别人怎么样根本不重要，重要的是你自己不放弃自己。

接受是个难题

对取悦者而言，学会接受是他们所面临的最大的挑战之一，因为掌控权并不在他们手中。对他们来说，晨起接受伴侣递来的咖啡是一件充满风险的事情。他们可能会对此怀有愧疚感："完了，这下我欠他的了！"不，你不欠他的。咖啡或许就是伴侣向你表达善意的一种方式，因为他爱你，所以才给你。如果你感觉自己欠他的，那这就是一个认识自己的好机会，能让你一探究竟。

如果别人不计回报地为你付出，会让你感到烦恼，你可能会立刻开始想自己能做些什么来还对方的情。你可能还会无比想要回到从前的关系状态中，你像圣雄甘地一样无私付出，而他人只要索取即可（不过这取决于你究竟有多么缺乏安全感）。如果别人想为你付出，你可能下意识地就想抗拒，因为这会让你感到不舒服。

假设你的丈夫想给你做晚餐。他买来了所有的东西，然后开始在厨房忙活起来。你看着他，心想："为什么要买切好的西红柿？他是不是压根就不知道怎么做蔬菜意大利面？"

烹饪本身并不是问题所在。事实上，他是在为你做一件好事，只是你自己不能接受罢了，因为这让你感觉不安，好像下一秒钟他就会清醒过来，对你说："我为什么要做这些？我其实没那么爱你。去给我拿瓶啤酒来！"

戏剧三角或许是让你感到不舒服的一个因素。打破这种模式，接受他人的善意，你不再需要扮演受害者的角色。接受他人的付出也能让对方不再处于迫害者的位置。如果你能接受"他做晚饭只是因为他爱我"这个信念，你就不会觉得他还是那个霸道的迫害者。看来，双方的新角色带来的新变化会让人猝不及防呢。

假装自己是个木头人

我们对他人对待自己的方式很敏感，却往往对自己的感受一无所知。你可能觉得，面对生活中的某些人，你总是很被动，并急于知道他们下一步会怎么做。你可能在没有任何意识的情况下就自动陷入了这种境况。你总是依据过去的情况选择当下的行动，或许这样是为了阻止不好的事情发生。

在我指导的一个小组中，我发现很多组员都感到自己被他人的看法控制着。他们很难将自己的真实感受与他人对自己的影响所引起的反应区分开来。当被问及自己的感受时，他们的回答总是带着他人的看法："他不理我""我感觉很糟，但不知道为什么""玛吉是个偏执狂，她让我觉得我男朋友做了对不起我的事情，我很害怕""苏珊一直跟我说，我反应度过了，但我不觉得，我就是很生气"。这些不是感受，只是基于恐惧做出的反应。

　　这也引出了与控制相关的问题。与他人在一起时，每个人都想掌控形势，而不想说出自己的真实感受。他们会说："我不想让别人有什么误会。我不想让他们觉得我喜欢他们。我希望他们能通过我的行动明白我不可能喜欢他们。"这些话都有操控他人的倾向。通过操控他人，他们就可以避免经历某些感受。

　　这些组员发现，他们很难了解自己的真实感受。他们的思维模式是避免冲突、取悦他人，随后他们会感到沮丧，因为事情不会有任何改变。一名组员说："我是个坏人，我不诚实，但我如果坦诚相待的话，她可能就会离我而去。所以不管我对一个人如何不满，我都不能让对方知道真相，否则，事情就无法掌控了。"

　　我引导组员们与他人坦诚相待。例如，我们会说："你可以做任何你想做的事情，这是你的自由，但我大概率不会接电话，因为我很忙、很累，甚至根本不想说话。"（无论他们真正的感受是什么。）

　　当组员们不再取悦他人，就会看到生活中不断有小奇迹发生。他们意识到，他们想知道自己的真实感受，而不用担心他人会因此而对自己有什么看法。

究竟什么是界限

界限并非是你强加给他人的东西。你并不会要求他人以某种特定的方式来对待你。界限产生于你对待自己的方式。如果你对待自己都像在对待一个坏人，那你指望他人如何对你呢？他们当然只会和你使用同样的方式。如果你没有善待自己（即使是不自觉地），他们也能看出来，然后也不会善待你，甚至可能完全不尊重你。

想象一下：在一段关系中，如果只有你是在全心全意付出，会怎样呢？对方的付出少之又少，仅仅能称之为做了一些分内的事情。你很生气，希望对方能多付出一些，但他依旧什么也不做。于是，你继续竭尽所能取悦对方，但情况仍然没有任何起色。你还是觉得生气，感到被伤害甚至不被尊重，而这个时候对方依然我行我素。

为什么？因为是你选择了在这段关系里拼命付出。你的行为是在告诉对方：不尊重你也没关系，因为你自己就不尊重自己。这就是你选择的模式对你不利的地方。为什么你要比对方付出更多？为什么不对自己好一点？

如果连你自己都不善待自己，而是去贬低自己的价值，那么想让别人去尊重你是根本不可能的。

雪莉与菲尔刚开始交往的时候，她就觉得他一直在试探自己的界限。菲尔从不喜欢独处，他只想和雪莉待在一起，越久越好。雪莉从头到尾都感到麻木，但她相信菲尔是个好人。她觉得对方身上有自己喜欢的一切品质，因此每次菲尔问是否可以见面的时候，她都会答应。随着菲尔不断突破她的界限，雪莉觉得自己被一步步逼到了角落，感觉快要疯了。

但她没有把这件事告诉菲尔。不知情的菲尔觉得他和雪莉对彼此爱得同样深。相处久了，雪莉发现自己不断与菲尔争吵。她不自觉地这么做，吵完之后菲尔就会让步，给她一些空间。

由于雪莉从不尊重自己对界限的需求，菲尔也不会尊重她。因此，无论什么时候，只要她与菲尔争吵，菲尔都是一副受害者的姿态，控诉她不想解决问题。随后，雪莉就会感觉很糟，然后让步，因为她不想让菲尔离开。

这种情况持续了十年。她从来没有跟菲尔说过真相。

不过菲尔还是无可避免地离开了，他放弃了。雪莉觉得自己从来都没说出过真相，自己忍了这么长时间就是希望他们能好好相处。于是，雪莉开始以承诺和取悦为手段，劝菲尔回来。

菲尔跟她重新复合过一次，结果雪莉还是指责他。那一刻，菲尔说不会再有下次了。

后来，雪莉就跟我一起了解什么是界限。她完全不知道什么对自己有效、什么对自己无效。她害怕开始新的感情后又重新被迫去做自己不想做的事情。她想努力爱自己，这样他人才能看到自己的界限。很快，她找到了自己真正想要的东西，知道何种程度的亲密情感是在自己的可承受范围之内，以及如何能不再考虑他人的需求而去更多地关注自己。

你可能已经习惯了伤害自己，不会对此多加思考。你可能记得母亲抱怨父亲，但却不采取任何措施去做出改变。你可能认为"即使自己不高兴也不能说出来"是很正常的。界限是什么？恐惧让我们陷入了一个"希望他人自己做出改变"的循环。但这是不可能的。我们必须要直面自己的情绪；也许你认为那些情绪不重要，没必要采取行动，但仍然希望他人不要践踏自己的界限。

界限可以归结为厘清你想遵循什么样的标准去生活，以及在这些标准之下你会有什么样的感觉，而不是想让他人接受自己或等待他们自己做出改变。如果你知道在自己的生活中真正重要的东西（例如：与爱人一起共度时光、健身、享受美食），你就应该问问自己：我的所作所为是在向这些目标靠近吗？如果我的目标是有一百万美元的存款呢？听起来不错，但如果你是通过取悦别人、过度付出、过度补偿并且感觉糟糕来实现这些目标，那你会觉得自己做得不好。你会对自己不好，随后由于缺乏关照，你那一百万美元的目标也会受到影响。这就是不尊重自己；如果你自己都不尊重自己，如何期待他人尊重你呢？

　　我并不是想要你进行自我教导。我只是在问你对你来说真正重要的东西是什么。任何你认为重要的事情，都不可能通过取悦他人的方式来完成。如果你想要让自己的生活中有更多重要的东西，那先看看你是如何对待自己的。自尊自爱是改变一切的方法。没错，我是想要一百万美元，但我只想在工作时间工作，我必须注重自己的健康，有闲暇时间，并且一直为实现自己的目标而努力，这就代表我对自己很好。

　　关键在于，你要以自己喜欢的方式来对待自己。如果你明白自己的感受并重视自己的感受，其他人也会用你的方式来对待你，会关注你的感受。如果他们不这么做，那你就不要跟他们交往了。你可以说："我不想继续聊了，因为我感觉不舒服。"这种行为不是想给对方难堪，而只是想表达一点：你对待自己就像是在对待自己最好的朋友。自我界限的设定不在于别人，而在于自己，在于你的言行以及感受。尊重自己，其他人才会尊重你。这并不代表你把自己的界限强加给他人，而是你自身发生了变化，你的身边才会出现变化。

"自私"不是一个贬义词

对于一个喜欢取悦他人的完美主义者而言，被人指责"自私"会令人烦恼。你可能认为，自私的人就是坏人。很多客户告诉我："如果我总把自己放在第一位，那就没有人会喜欢我，我会惹怒所有人，没人想跟我在一起，然后我就成了孤家寡人。所以，我必须要知道其他人对我有什么样的期待。"

当你说想放松一下时，你的伴侣可能会递给你一个有趣的眼神。这在你看来就是批评，然后你就会说："你需要什么？我能做什么？没什么事吧？我正在洗衣服，但我可以先放下，中午给你炒七个菜！"对很多人而言，小时候最不喜欢的标签就是"自私"。取悦别人更容易让人接受自己；如果取悦他人能让他人开心，我就会想尽办法去做。

但关注自己的需求并不自私。专注于为他人奉献，以此来控制别人对你的看法，这不仅是一种操纵，也是避免自己痛苦的一种方式。柯林斯字典将"自私"定义为"自利"，即追求自身利益的行为或实例。这与"坏人"的定义截然不同。根据这个定义，"自私"是指关照自己，了解自己的需求，然后满足自己的需求。毕竟，如果你都不知道自己想要什么，也满足不了自己的需求，又能期待他人做些什么呢？

在喜欢的事情上保持兴趣意味着你对自己的关注和重视。这样做会让你感觉更好且能量满满。这种看似自私的行为还会让你更加真诚地帮助他人。这种自由的给予会让你减少操控，更加专注于自我。

不再取悦他人或许会让人有危机感。这种"不想变得自私，想让别人觉得自己无私"的循环很难打破。杰克的经历就是一个例子。

杰克为爱人丽莎的车换油。他感到很愧疚，因为他的时间基本都花在了工作上，而丽莎并不是很喜欢他这样。她觉得自己被忽视了，但她从来不说，只是与杰克保持距离。杰克很累，根本就不想给她保养车，但是出于责任，他必须这么做。丽莎的收入比杰克高，因此杰克会经常在脑中衡量自己的付出到底够不够。他相信丽莎也会这样衡量自己的付出。丽莎支付了他们日常生活的大部分账单，而杰克现在还在一边上学一边工作，每天忙得要命，只是为了努力奋斗实现自己的目标。杰克很喜欢跟丽莎在一起。但他的脑海里总会想起父亲的话语（说他"成不了什么大事"）。他还怕丽莎也会暗暗认同父亲的看法。如果他不取悦她，她可能会觉得他很没用，然后离他而去。因此，杰克一直在脑中进行记录，就算丽莎没有让他帮忙，他也会不断为她付出。渐渐地，他做每件事情的时候都带着憎恨。他在愤怒和内疚之间徘徊。他很希望自己冷静下来，但又总是抱着一种侥幸心理：他觉得如果自己做得足够多，这种负面情绪就会消失。

丽莎看到我的播客后，她和杰克就开始来找我做咨询。起初，他分享了他对自己的感觉，没有遮掩。看到他敞开心扉，丽莎也松了一口气，因为她很爱他，但也感觉到彼此的距离越来越远。丽莎也敞开了心扉，跟杰克一起解决问题。

即使你爱一个人，过度付出也不是表现爱意的方式。在带有善意的前提下，优先考虑自己才是真正的爱。我倒不是说要以自我为中心（这种情况下你会不惜一切代价以得到他人的关注），而是要顾及自己的利益，确保你不是在消耗自己的体力、情绪和精神能量。

有了更多的能量，你就能自由地付出。你会惊叹："哇，我觉得自己像个五岁孩子一样精力充沛！"没错，真正的幸福就是会让你感到充满活力。如果你是接受的一方，你是希望他人对你的付出是出于真心还是出于责任？优先考虑自己会让你更快乐，因为你不会再去怨恨自己想取悦的人了。以下是优先考虑自己的一些方法。

- 注意你的感受。如果你觉得累了，尊重自己的感受。如果有人叫你做某事，坦诚地说出自己的内心感受，做到言行一致。不要说："我好累啊，但没事，我可以开车把你送到体育场。"你应该说："我好累啊，你可以用打车软件叫辆车或坐公交出行。祝你度过美好的夜晚。"
- 允许自己有真实的感受。不要试图为了让他人高兴而改变自己的感受。有了这样的意识之后，你会发现自己的感受会自动发生改变。
- 你想要的东西一定是对你而言很重要的东西。如果没那么重要，那就意味着你并没有真正优先考虑自己。只做重要的事情。
- 关注自己想要什么，并每天都积极地为自己做些事情。这会让你获得更多的能量。
- 尽量不要做一些可能会让你对别人产生怨恨的事情，这不会让你们的关系更进一步。这其实很容易，你可以对某人说：

"如果我为你做这件事，我会感到不舒服。我不想因为现在做这个事情让我感觉不舒服，或者生气。"但无论是出于什么，你最终如果做了这个事情，也要坦诚地对待自己和他人。别为自己做这件事情的动机找借口，也不要对别人撒谎。坦诚能帮助你做到优先考虑自己。

如果你是讨好型人格，那你可能大部分时间都觉得自己在扮演救世主和受害者的角色，但你身边的人（例如，你的母亲或孩子）不会觉得自己是索取者。如果你选择离开这个戏剧三角，他们的位置也会发生改变，他们可能对你产生困惑或怨恨，也可能会为你高兴（因为你终于花时间重视自己的需求了）。你只有试了才知道。

关键的做法是要意识到自己的情绪，循序渐进，坦诚对待自己和他人。改变境况的唯一办法就是改变自己的行为模式，这可能需要每个人花时间去适应。慢慢来就好，但不要仅仅因为别人觉得习惯了，就重新取悦他人。只要你每次尊重自己的身体、情绪、内心智慧，做出让自己充满能量的选择，优先考虑自己，你就离幸福更近了一步，而他人也很快会跟上你的步伐。

自护时刻

　　每天都要给自己创造一些感到开心的时刻！给单调的生活增添乐趣。例如，你可以把做家务当作游戏，跟室友聊天的时候多关注那些有趣的时刻，或者了解让同事感到开心的事情，也多分享自己的事情。你给自己带来的乐趣越多，你就越不想为了得到他人的认可而取悦对方。

什么是慷慨

　　取悦他人跟真正的慷慨完全相同。真正的慷慨是无条件付出。你不会关注他人是否喜欢你；只要付出，你就会释然。

　　想要慷慨地付出，你必须要时常用自身的能量、爱、关注和认可来填满自己的内心。慷慨就像是你心中涌起的一股暖流，让你感到愉快。你会感到自身与慷慨行为之间的联系。我们都有过一心想付出而不求回报的时候。付出本身就是满足。

　　慷慨来自于你跟自己之间的联系。如果没有这种联系，你就会取悦他人：你会想方设法得到一个特定的结果。记住，任何让你只想要一个结果的事情都是操控性的。如果你的付出是建立在想要别人的回馈之上，那就不是慷慨付出，因为你的行为告诉别人，在他们不如意的时候，你会第一个过来帮助他们。如果下次你还会出于这样的原因去为别人做某件事，你要及时提醒自己：这么做不会给你带来爱与成就感。时刻关注自己的行为和感受，在独处时不要继续消耗自己。充实自己的心灵，照顾好自己。

从现在起，停止取悦他人

取悦他人这种行为很难捕捉。只有你有充分的自我意识时，你才会知道自己在做什么。即使你有这样的意识，想停止取悦他人也很难，因为从一开始你就为自己的行为找了无数个借口。你需要了解自己的深层动机，明白自己为什么要取悦他人，这有助于你让自己不再一味地满足别人的期待，从而走向自爱。

你取悦他人的动机还要从消极信念说起。"我还不够好"，这句再熟悉不过的话就是最主要的原因。类似的还有像"我真没用，我好笨、好丑，我是个异类，我很自私，我不值得被爱"这种话。现在你明白了吧。

打破这些枷锁、释放真正的自己才能助你成长。你根本无法与一个对你这个人、你的感受或你的想法都不感兴趣的人建立真正的关系。你要选择自己在这个世界上生活的方式。衡量取悦他人时你付出的真正代价。你是否为了帮别人做某些事情（而且这些事情完全是他们自己也能做到的）而放弃过机会或浪费过时间呢？

当你不再取悦他人，事情可能会出现一些混乱。因为你一直习惯于隐藏自己的感受（好像它们毫无意义），一旦你开始关注自己的需求，不再为家人或朋友做他们期望你做的事情时，他们可能会感到气愤。别担心，那些事情他们自己能搞定。你们的关系可能会更进一步，也可能就到此为止了，但无论如何，你都会比以前更开心。

要打破取悦他人的循环，你必须感受自己的感受，了解自己的深层信念。想想你为他人做了哪些事，关注自己做这些事的时候的感受（例如，胸口会有沉重感，肠胃可能会绞痛，或者下巴不舒服）。关注这些身体感受会让你有很多发现。保持这种感觉，不用做任何改变，你只需要观察它。做一做第三章中介绍过的"身体扫描"练习和诱发练习来帮助自己直面这些感觉，直至它们最终消散。作为一个成年人，你的承受能力要比自己孩童时期更强；通过这种方式，你已经在打破这种模式了。

知道自己是不是讨好型人格是帮助你避免取悦他人的重要一环。一旦你意识到这一点，你就无法欺骗自己，而会坦诚面对自己的意图。随后，你会发现，优先考虑自己其实很简单，然后也会去做一些让自己感到开心的事情。即使你认为自己很自私，那又怎样？如果你说"对，我就是自私"，也不会有什么不好的事情发生。允许自己自私会让你避免过度付出。当你继续做对自己而言很重要的事情时，你的体力、精神及情感能量都会增加，你的生活也会朝着一个意想不到的积极方向发展。

在你清晰地意识到优先考虑自己和优先考虑别人分别意味着什么之后，你就会从虚假的希望和自我专注中跳脱出来。你会感到更加轻松、快乐和自由。你会发现当你接受更多的爱、减少自我抵抗时，你会感觉更好，那些想融入你生活的人也会感觉更好。

如果你觉得别人可能对此不满，那就说出来。这需要勇气，但你还是应该告诉他："听着，我不愿做一个自私的人。当我感到你可能不喜欢我的时候，我就会觉得你的想法比我的想法更重要。我意识到，这样会给我带来怨恨。这让我非常痛苦。我宁愿做真实的自己，让我们的关系更近。我为你的付出都是出于慷慨，而不是因为我害怕失去你。"

考虑自己的感受、欣赏自己的价值、了解自己的真正动机能让你放缓脚步，避免陷入消极模式。保持对自己情绪的感知。如果你的正常反应是想拯救每一个人，那就挑战一下自己，停下来想想自己为什么要这么做。之后，这会成为你的一种新的处理事情的方法，让你不再取悦他人。

最后，获得幸福还需要你学会接受自己的和他人的付出。你要优先考虑自己，也要敞开心扉接受别人的帮助、关注、善意、爱意、一顿丰盛的晚餐或是一只新宠物。学会接受肯定是个挑战。克服了这个挑战，你就会收获幸福。

练习二：不再取悦他人后，你的真实感受是什么？

这是一个自我意识练习。感受一下，不再关注他人、真正了解自己的感受是多么难做到。带上你的日志，留出15分钟以上的时间。在开始练习之前，请注意以下关于回答"我的感觉如何"的答题规范。

只能使用以"我"开头的句子来回答。

不要写某种反应状态或对他人行为的判断给自己带来的

感受。例如："因为弗雷德是个白痴，所以我才这么觉得。"

　　带上你的日志,描述自己的感受。用一些比"焦虑"和"生气"这类概括性词汇更具体的词汇来写。描述和表达感情会令人费解，但自有其价值。

　　例如：我感到心满意足，但同时也有点不舒服。我感觉胃里翻江倒海，既紧张又兴奋。我感觉脑袋、肩膀以及身体上半部分周围都很轻。我有一种恐惧感，担心将来会有痛苦。我觉得我可以深呼吸。这感觉就像是腹部被打开了。我感到一丝悲伤，感到自己左肩背负着巨大的痛苦，我能看见痛苦的浪潮向我涌来，但我实在不想面对。

　　下一步是，开始习惯自己的感觉，并将其表达出来，而不是将其视作对他人言行的反应。当你注重自己的感觉时，你就会发现自己不再会去取悦他人了。

　　这个练习怎么样？你可以时常回顾，无须参考他人对你的感受和想法，你就能了解自己的内心。记住，你的感受是你在自己没有意识到的时候做出的选择。经常做这个练习，你将学到如何选择自己的感受，这将会使你行动起来，而不是活在对他人言行的反应之中。

练习三：　**让自己精力充沛**

　　该练习需要你找一个安静的地方，花10分钟时间专注于自己的感受。你可以带上日志，记一些笔记。

　　1.　你还记得自己昨天早上做了什么吗？看看你是否记得自己的时间都花在了哪些事情上。（例如：我当时赶在截止日期前完成工作；我送孩子去参加足球比赛了；我在商店购买未来一周的食物，等等。）

　　2.　现在想想自己昨天有没有纯粹为了让自己开心而做一些事情。（例如：我做了冥想；我去散步了；我吃了一顿美味的早餐；我在床上多躺了十分钟，与自己交流；我坦诚地与伴侣交谈，彼此之间的联系更亲密了；我理了发；我跟妈妈通电话了，并邀请她来我家过周末，等等。）

　　3.　还是回想昨天，诚实地回答你是否有过取悦他人的举动。（你肯定能分辨出这些举动，因为你会因其感到生气或疲惫。例如：我驾车行驶30英里去给我的朋友送她的裙子；我独自参与了一个团队项目；会议过后，我把一个同事送回了家，因为她没有提前计划好；没有邀请男朋友的母亲来吃饭，我感到愧疚，所以我后来又邀请她下周跟我们一起过周末。）

　　4.　现在，在关注自己取悦他人的行为时，你能否深入思考一下是什么样子的感觉驱使你这么做的（内疚、恐惧或是其他）？想想自己为什么会有这种感觉。（例如：我怕她觉得我自私；我觉得她肯定会在背后抱怨我；我怕她错过最后期限；我可能会被孤立；没有人爱我。）

5. 接下来，问问自己怎么做才能打破这种模式。（例如：我可以说："我要照顾好自己，这么做会让我感到不舒服。"我可以尊重自己的感受，并说出真正的动机；我可以要求团队重新制定项目的工作计划，这样我就不用独自承担本该大家一起做的事情。）

6. 对比一下你为了让自己开心以及为了取悦他人而所做的事情，你能感受到自己身体的不同反应吗？如果你多做一点能让自己感到舒服且无附加条件的事情，会发生什么？（例如：我会有更多精力；我不会生气；我害怕别人有意见，但我相信不久后，我就会有不一样的感觉；我不会质疑自己的选择；我会同情他人，等等。）

练习四：　　　　　　　"我足够好"

请带上你的日志，找一个安静的地方，准备开始做这个练习。第三章中所述的感受自己真实感受的方法很重要。在阅读本书的过程中，你将回顾这一练习，了解这种范式是如何转变的。请按顺序完成每一步，开始写之前，请先完整阅读每一个步骤。

1．请接受以下基本前提："我接受在付出或接受任何东西之前，我站在这里，我就足够好。无论是付出还是接受，都不会改变这一点。积极也好，消极也罢，无论外界发生什么，我都是我自己。我必须关注自己的内心，了解到底是什么样子的情绪让我无法自在地去接受。"

感觉如何？

现在，我们来看看期待。在你觉得自己必须要做一些事情才配从别人那里得到好处时，你对自己有什么样子的期待？

将这些一条一条地写在你的日志中。（注意它们随时间推移发生的变化。）

2．写一写你对付出的感受。

例如："我正在学着分析自己和他人的需求，并了解我给别人送礼物时，什么时候是真正出于爱，什么时候是出于期待。"有条件的付出和无条件付出分别是什么感觉？如果你的付出是带着期待的，那些期待是你自己强加给自己的，还是来自他人的？是否源于那些你自己无法满足的需求？为什么是（或不是）这样？请写下你的回答。

意识到自己的动机和随之而来的沉重情绪将有助于你在

下次付出之前保持清醒。

3．列一个清单，为自己腾出一些接受的空间。

现在，再进一步。列一个清单，写出你认为是什么让你无法接受别人和自己给予的好处。你写下的东西可能会与步骤1所说的感受或期待清单中的内容有些重复。然后问自己："我怎么做才能自在地去接受？"

想想自己能接受的所有东西，无论是善意的话语、陌生人的微笑还是被允许自己的车子加入车流。大声说出来："我知道自己是在接受什么，我逐渐对接受不那么抵触了。我一直都知道自己的感受，并了解我的接受也会给付出的人带来能量。"

4．写下当你试着放松接受时的感受。

写下自己对于"接受"的恐惧。例如："如果他们请我吃饭，肯定会要回报，那我就欠他们的了！"或者"接受让我感到无力，付出才能带给我力量。"

5．让自己放松，感受"接受"的感觉。写下这种感觉。

现在，写一写"接受"的感觉。例如："我儿子今天给我买了一束花，我笑着对他说了谢谢。"感受这句话与步骤4中出现的话语之间的不同（那些话语意味着你还没有放松）。

大声说出以下内容（并去感受它有多么真实）："我越

来越适应这种敞开心扉的感觉了，这是真心接受的必要条件。我承认这令人害怕。与此同时，每次我允许自己去接受时，这种害怕的感觉就会越来越少。我允许自己腾出空间来接受。"

请在日志中写下你对这段话的感想。

6. 提醒自己：这很有趣，也让人感到快乐。

这么做的时候，请记住，这些练习只是你旅途中的路标，起提示作用。

当你停止碎碎念和期待而让自己尽情享受时，生活就是充满乐趣的。想象一下在付出和接受时，你的感受如何？请写下享受付出和接受的乐趣是什么感觉。

第七章
第4步——停止满世界找问题

问题解决者 24 小时都有问题要解决。只有正在解决问题时（通常是别人的问题），他们才有安全感。问题解决者的谈话都与问题有关，而他们的人际关系也充满问题。解决问题让他们觉得自己很重要；这件事本身听起来也很重要。这种模式让他们无法在情感上与自己、与他人建立联系，也无法为自己的生活做出决策。

打破这种模式需要你停止解决问题（哪怕就五分钟），但对于问题解决者来说，这比想象中要难。学会放手需要下很大功夫，还要应对恐惧和不适等情绪。

问题真的无处不在吗

世界很大，生活不易，很多人一直都没有安全感。过去我就是这样，现在有时候我也仍然没有安全感。有人把包括房屋在内的实体物品视为永久的安全依托，但这完全是一种错觉。如果你将他人、工作或任何外界事物视为安全形式，很遗憾，这些人或事物不会给你带来永久的安慰。事实上，正因如此，你才会时刻保持警觉，不断寻找周围是否有问题需要解决。

早上醒来后，你首先关注的是问题吗？你有没有听说过你关注什么，你就会越来越多地看到什么。例如，你越关注椰子，你看到的椰子就越多，很快你就会发现到处都是椰子。同样，你越关注问题，你看到的问题就越多。无论是你自己的问题（或你感知到的问题）、别人的问题（或别人本身就是个问题），或者外界环境的问题，这都只是一种感知，不一定是现实。而且，大多数情况下，这些也都不是什么生死攸关的大事。

这只是因为你的网状激活系统正发挥作用。网状激活系统是蜥蜴脑的一部分，是从脊髓到丘脑的通道。网状激活系统对信息进行分类，为你过滤出重要的东西。例如，验证你的信念。记住，蜥蜴脑不关心你的幸福，它只关心你的生存。

我的一些客户都是智商很高的人，但他们也与蜥蜴脑是最好的朋友。他们总是在寻找问题，甚至制造问题，因为他们只有处于问题之中才有安全感。这是另一种让大脑忙碌的方式，以避免让自己情绪化。他们深陷"如果……会怎么样"的循环之中。例如："如果在我睡觉的时候，天空中的蓝色黏液让我窒息而死怎么办？如果某个疯狂的科学家正在试图让恐龙复活怎么办？"即使他们没有被自己生活中的问题所困扰，也会因不受他们控制的没完没了的问题而苦恼。

现在停下来问问自己，你关注的问题是什么？花点时间把它们写下来。你发现似乎有无穷无尽的问题。例如："如果迈克尔周五之前不给我打电话，我就跟他分手！但我不想这样，嗯……也许我现在应该给他发个短信。""如果玛西娅不把她欠我的钱还给我，那我就不得不说点什么，但这可能会结束我们的友谊。"有些甚至可能不是你的问题："我想知道特蕾莎的男朋友是否做了对不起她的事。我应该替她留个神。"

注意你关注的是什么。几年前，我曾读过埃克哈特·托利（Eckhart Tolle）的《当下的力量》（*The Power of Now*）。书中提到，你是在开支票的那一刻才破产的。你在写支票时才意识到账户里没钱了，你会说："我现在破产了。"在破产真正影响到你之前，你可能已经为此耗费了大量的精神和情绪能量，让自己疲惫不堪。沉浸在问题中会耗尽你的精力。这种模式跟取悦别人和追求完美主义一样，会让你感觉很糟。

不要对自己太苛刻。你小时候就养成了苛待自己的习惯。想象一下：你只是个在家里到处玩的小家伙，突然，你不知道因为什么问题被大人责备了。也许是因为你用妈妈刚洗干净的被单搭了个帐篷？你不知道你不应该这么做。这些都是孩子生命中最精彩的时刻。困惑随之而来，"问题解决"模式启动，得到了"我不想再次遇到麻烦，所以我最好留神身边的问题"的教训。

这可能就是不安全型依恋产生的机会。如果你的父母在情感方面让你困惑，他们给予你爱的关注，却又似乎随意地把爱拿走，这种不一致会让你怀疑这是不是自己的问题。这会驱使你始终处于高度警惕状态，寻找环境中可能存在的问题。你害怕失去父母的积极关注，获得消极关注，或者被忽视。你的父亲可能会在周六早上用愉快而有爱的声音和你说话，但在周一晚上看电视时又完全无视你。你想知道你做了什么。你可能会认为是电视的问题，也许电视比你更有趣，也许你就是个麻烦精，或者也许你父亲的心思在工作上，完全不在状态。你可能认为自己只能在周六早上得到爸爸的关注，但等到下周六，他连看都不看你一眼。你可能一生都在寻找与之相似的情况，你试图解决这个永无休止的问题。事实上，你的行为可能与你父亲的间歇性注意力无关。让我们来看看莱特的例子：他把注意力都集中在与女朋友之间的问题上，他几乎要说服自己与她分手了。

　　莱特和女朋友交往了一年，但他现在觉得很为难。他说："米歇尔很好！她冷静、善良、可靠、阳光！我需要她时，我可以随时给她打电话。"但莱特觉得自己完全陷入了困境，因为尽管米歇尔很好，但他却一直在关注问题，具体一点说，是关注米歇尔的问题。莱特发现自己在关注女朋友没有达到他预期的地方。两个人没有足够的时间相处，这个问题持续存在，包括周末在内一周只有三天时间在一起。每次约会，米歇尔总是迟到，而且每次见面都穿同一条裤子；她还爱咬指甲，她的猫也很烦人。

　　莱特认为这些问题都很严重。在来我这里咨询的过程中，他开始每天感受自己的情绪，觉得好多了。但他仍然带着自己的"问题探测器"；每次看到米歇尔，或当他知道他们不会再见面时，"问题探测器"仍会失控。他发现自己对米歇尔的某种特质（或她正在做或没有做的事）感到愤怒。他觉得自己无法接受米歇尔本来的样子，并为此非常沮丧。理智上他知道米歇尔没有做错任何事情，但从情感上来说，他似乎总是在针对米歇尔，这样他就可以离开她了。莱特在内心深处感受自己的情绪时，他觉得和米歇尔在一起是正确的选择。但他不相信自己，他担心自己无法信任自己的选择，他觉得这种状况一定意味着他们的关系出了问题。

　　在莱特的案例中，寻找米歇尔的问题是因为莱特无法接受自己。他觉得米歇尔比自己好，而米歇尔对这段关系和莱特都很看好。在咨询过程中，莱特意识到自己对于"足够好"充满不安全感。他一直试图把米歇尔当作问题儿童来关注，以避免让对方觉得他不够好。

　　渐渐地，莱特开始重视自己，如实说出自己的想法（不去抱怨或指责米歇尔），审视自己为什么对米歇尔陪伴自己的时间感到不满，清楚地意识到自己的其他期望，也对自己和自己的控制需求有了更清晰的认知。他退了一步，没有把注意力放在米歇尔身上，而是更深入地了解自己的认知根源。他开始承担责任、善待自己，他们的关系也发生了变化。他和米歇尔都感到更快乐、更自由了。事实上，米歇尔很快就腾出了更多的时间和莱特在一起。现在他们订婚了。莱特仍需意识到，每当他在寻找根本不存在的问题时，这很可能意味着他在逃避自己的感受或者对自己感到不满。现在他知道首先要做什么了。

　　问题会在各个领域层出不穷。如果是工作中的问题呢？如果解决问题是你的工作，你可能会花大量的时间沉浸在问题中。你是一个有偿的问题解决者！你是一个"问题探测器"，检测周围环境和人群中是否有任何问题因素。如果是你的人际关系中的问题呢？也许你注意到母亲在你最喜欢的餐馆吃饭时露出了不满的表情，你会想："哦，该死！问题出现了。她不高兴了，要和服务员吵架了！哎呀！我不能再来这里吃饭了。"你可能尝试劝她不要生气，以免发生争吵。你完全是下意识地想这么做；你对每个人（包括陌生人）都会这样做。仅仅通过他们的肢体语言你就能找出问题所在，你希望可以解决他们的问题，或就此与他们建立联系。没错，和你不认识的人建立某种奇怪的关系，对类似的问题表示同情，这会让你对自己感觉更好，所以为什么不这样做呢？这是一种认可啊。

这并不是说解决问题是一件可怕的事情，但如果解决问题成为你最喜欢的消遣方式，那这就是个问题。你的幸福还面临一个更大的威胁：解决问题这个"癖好"会随着时间的推移而愈加严重。你越是到处寻找问题，就越害怕生活，你的世界会变得越来越小。这不是生活，也不是幸福。

专注于问题和解决方案的益处

有不安全型依恋的人（或更具体地说，在某些方面有逃避倾向和容易焦虑的人）是解决问题的"专家"。他们对自己扮演

"专家"这一角色非常有信心，因为处于解决问题模式对他们来说是非常安全的。这是因为如果他们是解决问题的人，那么他们就不可能成为问题。

你的大脑喜欢问题。它就像一台电脑，正在与之建立联系，同时又与你的情绪隔绝。你可能很擅长解决问题，每个人都给你打电话寻求建议。这可以让你把注意力集中在其他人的问题上。但你对自己所帮助的人有什么感觉呢？你可能会觉得自己永远不必亲近他们，因为他们不够聪明，无法想出问题的解决方案。这让你有一种优越感。这种模式适合不想与他人接触的人。想做到这一点的一个办法是，坚持拯救他人。作为一个焦虑或拥有不安全型依恋的人，你可能还需要评估解决他人问题的能力。无论哪种方式，都会让你与他人保持情感距离。

我们周围都不乏爱发牢骚或爱抱怨的人。他们很沮丧，因为他们不愿承认自己正在制造问题，也不想改变。他们生活中的一切都是问题："我的小狗身上有跳蚤""我讨厌自己的闹钟""我从不买好东西吃"或者"我丈夫不听我的话"。他们提出了一个又一个问题，生活在一片问题的海洋中。在他们看来，生活本身就是问题，他们生活在这种问题常态中。他们甚至会预想那些还没有发生的问题。

这些人很讨厌，但也很常见。你知道该期待什么——毫无惊喜。这么做很安全，无须真正的情感联系。你心中暗想："我知道你要说什么，也知道你要做什么。事情都会按我预想的方向发展，我会说自己经常说的那些话，而且会有一定的结果。"你可以放松一会儿，喝一口啤酒。帮助他人解决问题时，你可以回避自己的问题。

你可能是在扮演戏剧三角中拯救者的角色。从拯救者到牺牲者/受害者的这段路是一个很滑的坡道。

安全感还会以另一种方式出现。如果你觉得只要自己总是处于解决问题的模式，就没有什么可以伤害到你，但这是一种错觉。即使情况还没有出现问题，但相信自己已经在解决尚未存在的问题也会让你放松，因为你领先了一步。如果情况出现问题，也不要紧，因为现在你的百宝箱里就有解决方案。这给了你一种虚假的自信。你相信大脑能把事情弄清楚，但大脑实际上并没有经验，它无法了解某种情况的所有可能的影响或结果。有时，如果你不四处奔忙，急于解决（尚未出现的）问题或控制结果，真正出现的问题实际并不会像你想象的那么糟糕。生活是无法控制的，一场意想不到的噩梦可能会突然出现。到那时你有多大的信心呢？你觉得自己完蛋了吗？

只有当你拥有情绪韧性之后，你才会真正相信自己能够自信地处理问题。这是因为你没有试图靠理智去处理问题，也没有试图预测或处理潜在的想象出来的问题。你会静观其变，需要你去解决问题的时候再去解决问题。这时，你就会发现，如果不是像你住的那栋大楼着火了这种十万火急的事情，你完全不用急得到处跑。

被无稽所困

既有的行为模式与我们陷入问题的原因息息相关。

在你有关童年的记忆中，父母花大量时间在谈论什么？是在谈论世界上所有美好的事物，还是有很大一部分时间在谈论问题？他们看起来高兴吗？

也许解决一个问题后，他们暂时松了一口气，但你注意到他们很快就转向下一个问题了吗？这是一种模式，你可能已经学会了这种模式。你可能下意识地把这个世界看作是由一个接一个的问题构成的。

如果你是爱抱怨的查理、喜欢多管闲事的玛吉或斗士弗兰克（三者均为《辛普森一家》中的角色），总是在与问题做斗争，那该怎么办？这是可以改变的，但改变的第一步是认识到解决问题是一种沉重的、不健康的关注模式，会造成严重的精神内耗。

当然，这种行为很多都是下意识的，在你意识到自己在做什么之前，很难察觉到这一点。

我必须对自己坦诚。多年来，我听到很多人在谈论他们的问题，都是一些很熟悉的问题。我以前不愿承认自己有优越感，但听别人谈论他们的问题确实会给我一种优越感。当你从纷争中解脱出来、高高在上地解决问题时，你可能也会觉得自己比受苦的人更优越。我清楚地知道，一个更大的问题是，这种优越感让我回避了自己的问题。我不必面对自己的不安全感。很长一段时间以来，我都没有把这种方式看作是回避自己的问题和试图让自己感觉良好的一个"诀窍"，我只是把它看作是自己与他人建立的动态关系。没错，我也很关心他们。这不是冷冰冰的理智，但知道自己在这方面很优秀让我感到很欣慰。

最终改变我这种看法的是一个愿望：我想变得快乐。这个愿望改变了一切，因为我不得不停止寻找自己和其他人的问题。你想要快乐吗？你当然想！"知心姐姐"能帮上忙吗？不能。如果你一直深陷问题之中，就不会有快乐的事情发生。

如果世界上没有问题，你会变成什么样子？要想知道答案，请放弃 98% 的你所认为的"问题"（你甚至没有意识到自己可能关注了这些问题）。不开心可能是你的常态。我们中的很多人从未有过真正的幸福感。很多人可能没有任何长时间感觉良好的记忆。在我解决了所有事情之后，我才会持续感觉良好。我醒来和入睡时都会关注问题。我会努力掩饰或迅速解决自己的问题，也会想解决别人的问题，这样我的大脑就会装着与我的情绪无关的事情。

现在，我不再关注问题了。事实上，现在我对 98% 的问题都失去了兴趣。我的蜥蜴脑正在减压；只有此刻有一个问题需解决时（例如，我的车胎爆了），我才会唤醒蜥蜴脑。我不再满世界寻找问题或试图解决未来的问题，也没有去制造问题来让大脑保持忙碌。我完全活在当下。

换个角度来看，不再关注问题是没有关系的，天塌不下来。但谁会知道如果你把注意力转移到生活中有意义的事情上会很可怕呢？但事实确实如此。这是未知的。改变你的行为意味着生活在"我不知道"的世界里："我不知道这是否是个问题""我不知道一小时后会发生什么""我不知道答案""我不知道事情是否会像我想象的那样解决"，等等。

我自信地说出这些话时，我就活在当下，专注于此时此刻。我已经不再关注问题了，我让生活自己去解决问题。如果某个状况确实发生了，而且在我判定它确实是个问题之后，我才会去解决。我不想过早地解决问题，因此我所做的事情基本上都是在释放能量。我的体力、精神和情绪能量得到了释放。我不再感到每时每刻都被问题缠身。朋友们，这就是迈向幸福的行动。

练习一：　　这真的是个问题吗？

带上你的日志，找一个安静的地方，用10～15分钟的时间来做这个练习。记得用第三章中学过的技巧来感受自己的真实情绪。

1. 现在，想想你最近一直关注的一个问题。做一次"身体扫描"练习，看看身体有什么感觉。

2. 现在深入一点。问问自己："为什么我一直在关注这个问题？我在回避自己身上的什么？"花点时间感受一下身体的感觉。身体哪个部位有感觉？也许你胸腔有一种空虚感。通过探索，你应该能了解自己是在回避什么。你可能会想出这样的答案："好吧，如果我专注于外部的问题，我就可以回避我不尊重自己的事实了。"

　　下面是一个例子，说明这个练习如何帮助你不仅在表面上解决问题，还会让你有更深的领悟。

　　我的客户朱莉与人合租了一个公寓。有一天，朱莉在社交媒体上看到了合租室友的照片，照片中她穿的衣服与朱莉挂在卧室衣柜里的衣服一模一样。竟有这种事？朱莉立刻大步走向自己的衣柜，看到挂在那里的那件衣服，把它从衣架上取下来仔细检查。那件衣服不管是看起来还是闻起来都像被人穿过。室友未经朱莉允许就把衣服拿走，穿过之后又若无其事地把衣服放回衣柜里。

　　朱莉气得暴跳如雷："室友竟敢这么做？也太无礼了！她没有问过我的意见，完全不把我的东西当回事。她太讨厌了，像个被宠坏了的孩子！"在某种程度上，朱莉的感觉是有道理的。室友在借朱莉的衣服之前询问一下她是基本的礼节。

　　不过，很多事情表面上看起来很简单往往意味着实则有更深层的问题。当我催促朱莉更深入地了解自己的情绪、不要回避真相时，她哭了起来。她为自己的选择感到很难过。她不仅无法控制自己的东西，而且觉得自己也无法选择住在哪里。她陷入了一种深深的无力感。她说："我真的没必要把注意力集中在'我对住在这里非常反感'这一点上。我讨厌自己的生活，因为它不符合我的期待。我的意思是，我的室友是个烦人精，借我衣服的时候居然都不过问我，但这只是冰山一角。"

　　逃避现实和关注小问题会带来巨大的好处。例如，你因此就不必关注更深层的问题。每次你回避深入了解是什么让你成为定时炸弹，你就是在允许自己保持麻木。但激流总是隐藏在平静的表面之下，集中在你不想面对（更不用说要解决）的问题上。内心的不和谐不会因为你的忽视而消失。不和谐状态的存在本身就是因为你的忽视。

　　我在经济衰退之初丢掉了工作。我一下子失去了自己的房子——一个孩子们可以来住的地方（尽管他们已经长大了），我的大部分财产，还有一段糟糕的感情。当时，我即将完成心理咨询师的相关学习。在为他人做咨询时，我可以回避自己真正的问题，例如，金钱、房子和我内心的碎碎念（为什么我会陷入这种困境），避免把注意力放在自己所处的糟糕的感情关系上。我自己的世界在崩塌，而另一边我还可以做咨询，给他人提供意见。这种方式使我得以回避自己真正的问题（我一直处于焦虑当中，有时痛苦到在地板上四处爬）。我是在情感上隔离了自己的问题。当时的我仅仅是处于生存模式，完全无法应对一团糟的生活，而是选择生活在错觉当中。

如果你怀疑自己是在利用表面的问题来回避真正的问题，那么你需要了解一下真正的诱因。你确实是一觉醒来就关注问题吗？关注一个接一个的问题就是你的生活方式吗？当谈到你是如何造成混乱状况时，你对自己否认了什么？你脑子里有个小声音一直在对你说这些话，但你可能没有理睬它。现在是真正关注这些话的好时机。

要做一个问题侦探吗

有些人可能拿到了私家侦探执照，然后开了一家侦探社。你可能会花费大量时间把事情弄清楚："给我一个问题，我会分析出所有可能的解决方案。我需要把注意力从我自己和我正在做的事情上移开，所以快给我所有的线索吧，我会拼凑一个故事出来！"

做问题侦探是有好处的，比如以下这三点：

1. 它让你着眼未来，所以你的情感投入不在当下，这是一种回避自己和当下事情的巧妙方式。

2. 它有助于制造问题。你越关注什么，就越会看到什么。如果你关注未来问题出现的可能性，你最终会做什么？你会制造问题。你的言行和扭曲的现实感会让你相信你对自己说的话。你会让问题出现。你相信"我的女朋友会出轨"，你会怀疑，所以你未经允许就翻看她的手机，质疑她的一举一动。她可能没有出轨，但我保证，在某个时候，你觉得她的某些行为就是证据，证明你不该信任她。这就引出来做问题侦探的第三个好处。

3. 它是一个自我实现的消极预言。现在你再次发现，某个问题完全证明了你对自己的消极信念："我完蛋了。上天不肯眷顾我。每个人都很讨厌。我不讨人喜欢。这个世界糟透了。"你赢了，你是对的！但不幸的是，这并不能让你获得幸福。

这可以归结为缺乏信任。这个问题（可能是想象出来的）可能会给你一个分手的借口，从而毁掉你们的关系，而你从来没有怀疑过这一切都是因为你自己。问题侦探的角色让你无法与他人建立真正的联系。侦探角色不是以爱情为出发点的。在 98% 的情况下，我们脑子里的念头永远不会像我们想象的那样发展，就像杰里米的情况一样：

杰里米认为他可能会被解雇，他的老板似乎在躲他。他和朋友谈起此事，询问他们的想法。记住，他所说的问题尚未发生。一个朋友建议他巴结老板，另一个朋友建议在他的办公室四处打探消息，还有一个朋友建议他向他的秘书或其他同事了解情况。第四个朋友说他应该开始找另一份工作了。

杰里米不知道问题出在哪里。他无法预测结果如何，但他创造了问题。他一直十分焦虑，试图找到解决办法。几天后，老板把他叫进了办公室，并告诉杰里米他知道自己有点疏远杰里米，但他只是忙着为公司制定新计划。老板接着又告诉杰里米，他会得到晋升。

这一天的太阳是从西边出来的吗？哇，老板跟他沟通了，一点问题都没有！他所有的侦探工作都白费了。

蜥蜴脑中有许多消极信念。这些信念总是在寻找证据，证明它们是合理的，证明一切都不顺利。做一名给自己的消极信念打工的侦探是非常简单的。你只要把精力放在发现问题上，去证明那些消极信念就行。你进入"自动驾驶"模式，尽你所能去削弱自己并证明那些信念是正确的。这时，你的消极信念就会欣喜若狂。在杰里米的例子中，他认为自己不够好，觉得老板疏远他是因为要解雇他。

但扮演侦探会让人很累。你不去问问题，是因为你害怕知道答案。你为什么害怕，从而欺骗自己？你觉得这是你应得的吗？你宁愿不知道确切情况，因为这样你就可以避免失望，并为解决不存在的问题制定策略，让自己忙碌起来而不必进行真正的思考和感受。

从来没有任何人或理由让你去做侦探工作，去寻找根本不存在的问题。不管怎样，让事情按自然的方式去发展更容易。如果你觉得有问题，那就开口去问问题。

从现在起，停止满世界找问题

现在你知道寻找问题就像是走入一条死胡同：你只是一直在兜圈子，在同一条路上寻找同一个地址。你也知道自己是因为恐惧才这样做。恐惧驱使你寻找问题，认为你是在保护自己的安全。现在你可能更清楚，如果让问题自然发展，很多你可能感知到的问题将完成自我纠正，或者一开始就不会成为问题。我现在都不去理会问题，因为大多数问题都会自己解决。不理会问题会让我更开心。

也有需要你去关注问题的时候。这通常是因为有一个选择需要处理。但这并不需要你全神贯注（除非那是一个生死攸关的大问题）。解决问题并不等于快乐；解决问题会让人感到宽慰，但宽慰不是快乐。

我们来看看瑞恩的例子。他在用一款约会软件，他在上面看到的都是问题。似乎没有一个女人适合他。其中有一位女士说她喜欢无糖苏打水，瑞恩不仅认为她与自己不合适，还觉得自己需要告诉她，无糖苏打水不健康。极少数情况下，在跟合适的对象开始约会时，瑞恩会忽略一些危险信号。例如："我还没有忘记我的前任"或者"我不确定我能处理好一段关系"。然后，他发现在两人的关系中，问题接踵而至。我们可以说瑞恩是在寻找问题。

很多人认为，如果他们有朝一日被一个目前尚未发现的解决方案拯救了，他们就会获得安全感。这种被拯救的愿望源于童年，而孩子们期待被别人拯救是再正常不过的事情。

然而，作为一个成年人，唯一能被拯救的方法就是认识到安全感其实就在我们的内心，我们每时每刻都与自己同在。这不是为了解决你所有的问题，而是相信无论发生什么，你的情绪是有韧性的。

安全感就在你的内心。如果你做出的决定与内心深处的真实感受一致，安全感就会出现。真实的你就存在于所有的条件反射之下。安全感要向内求。你内心感到安全时，就不会早晨一醒来就觉得有一个你必须要去解决的问题。你每天不会去找问题。你不会仅仅为了分散自己的注意力而去插手解决他人的问题。

相反，你会发现自己感觉非常平静、安宁。你会发现自己不会像在解决问题模式下那样出现胃痉挛、紧绷下颌或弓着肩。你的身体很放松。如果你觉得有什么不对劲，那就坦然地与情绪共处吧。

练习二： **摆脱对问题的依赖**

也许你不认为自己是一个问题解决者，但每个人都有想分散注意力或容易陷入问题的倾向。减少困扰自己的问题对每个人来说都至关重要。带上日志，找一个安静的地方，花30～45分钟的时间来做这个练习。记得使用第三章中学过的关于感受真实情绪的技巧。在日志上写下你对以下问题的回答。请慢慢来。

1. 找出你让自己陷入问题当中的方式。在日志中逐条列出你所关注的且重复出现的主要问题。

2. 你注意到自己对这些问题的感觉了吗？描述一下这些问题给你带来的身体上的感觉。

3. 细想一下问题给你带来了多少安全感或熟悉感。寻找和关注问题时你是否感觉一切正常?

4. 看看你在步骤1中写下的问题清单。其中是否真的有你现在必须即刻处理的问题? 打钩标记一下。是否有些问题可能发生, 也可能不会发生? 打叉标记一下。你能看出哪些问题是现在发生的, 哪些不是吗?

5. 想想把注意力集中在一个尚未发生或可能不会发生的问题上可能对你有什么好处。写下你能想到的任何好处。

6. 再次回顾你的问题清单。其中哪些是别人的问题? 如果有, 关注这些问题可以让你做什么?

7. 想想如果你不再关注问题, 你害怕会发生什么。你能看到关注问题是如何让你和自己疏远的吗? 你能看出这是如何让你与他人产生隔阂的吗?

8. 通过抓住问题或扮演侦探角色来发现问题, 你会得到怎样的外部认可?

9. 看看你标记为问题的那几项, 你认为一个中立的观察者也会像你一样认为它是个问题吗?

10. 如果你不再把问题作为自己关注的焦点, 这会对你的人际关系产生怎样的影响? 坐下来, 感受你身体的感觉, 想想哪些关系可能因为你关注其中的问题 (真实存在或想象中的问题) 而受到的影响最大。让问题淡化或消失会让你感觉如何?

给自己时间。真正审视你对安全感的需求，了解如何与自己的情绪建立联系，满足自己对安全感的需求。当然，放下对问题的控制也会让你感觉更好。

当你不再疲于寻找问题、解决问题时，你将建立一致性。如果你能找到一个让自己更快乐的焦点，建立一致性就很容易。你会感到更轻松、更有活力，这将帮助你保持自我意识，并与自己的行为保持一致。看到自己始终如一、展现自我、做真实的自己、不担心天会塌下来，感觉怎么样？

当你真正停止关注问题时，事情就简单多了。如果没有持续不断的警铃响起来表明另一个问题出现，你会感觉更好。不再关注问题后，你可以与自己建立联系，了解自己的感受和真正想要的东西，并向他人传达你的真实感受。这种放松的方式会成为你的后天本能，你会越来越关注自己良好的感觉。这就是生活可以变得神奇的地方。让你的能量重新回到自己体内，你就建立了自己的价值。

在一段不健康的关系中，一方或双方关注的焦点总是这段关系中存在的问题（一方或双方的问题，或外部环境的问题）。这时戏剧三角就开始发挥作用，你年复一年地将注意力从一个问题转到下一个问题，你也就围绕着其中的三个角色循环了多年。

　　在一段健康的关系中，大部分时间你都不会去关注问题。你只关注真正的问题，就像"哦，你丢了工作"或"哦，有人病了"。

　　同样的道理也适用于你与自己的关系中。与自己保持健康的关系意味着相信一切都很好，并在情绪出现时就坦然处理好情绪。与自己保持联系意味着在出现真正的问题时，你知道自己的感受，你可以采取适当的行动。其他时候，你都可以放松。问题不必成为你心灵的永久组成部分。不要再去关注问题了，开始生活吧！

第八章
第5步——停止做违心的事情，不再做受害者或牺牲者

什么是违心？违心就是你意欲否定时会说"是"，意欲肯定时会说"否"。我们往往选择成为受害者或牺牲者。违心是通往个人地狱的滑梯，因为我们对他人感到愤怒和怨恨。大多数时候，我们把自己的需求放在最后，甚至不知道自己真正的需求是什么。

解决办法是对自己的选择负责，学会放弃"和睦相处"的规则，同时知道如何信任自己、尊重自己的需求。

说出自己的真实想法有多难

本章揭示了你可能选择忽视自己欲望的原因。

让我们从安德鲁的例子开始说起。安德鲁从小就很有音乐

天赋，他把大部分业余时间都用来弹钢琴和作曲。他十几岁时曾在乐队演奏，并取得了一些成功。二十几岁时，他和乐队成员搬到了洛杉矶。为了成为摇滚明星，他们先奋斗了几年，后来安德鲁找到了一份工作。他决定专心谋生，但他仍然和乐队成员一起出去玩，偶尔也和他们一起演奏。

一天晚上，他们在一家夜总会演出结束后，有人上前表示自己想雇他们演出。这正是他们梦寐以求的机会。这位新的经理说，可以给他们一个为期六个月的夜总会巡回演出的机会。安德鲁思前想后，但还是觉得此时选择追求梦想太可怕了。在工作中，他尽职尽责，想成为音乐家的梦想就抛在了脑后。

安德鲁没有和乐队离开小镇去巡演，而是专注于工作，结婚生子，还买了房子。他弹钢琴仍然只是消遣。有一天，他决定重新开始现场演奏，因为孩子们都长大了一点，他有了一些属于自己的时间。他再次开始演奏，而且又一次获得了去其他地方演出的机会，但这次只是一天的演出，而且还是一个工作日。他左右为难，因为他很想去参加这次演出，但又觉得请一天假是对工作不负责。此外，他觉得自己不能把音乐当作事业去做。因此，他再次选择了违心。

他来找我做咨询后，我很快就了解到他对成功的恐惧可以追溯到童年。童年时他就学会了选择做自己认为的"正确的事情"，即使心里不愿意。他曾经梦想成为一名音乐家，而且他很有天赋，也多次得到了机会，但他一再拒绝，放弃了自己的梦想。他每次压抑自己的愿望，都会经历一次斗争。最终，他准备做出改变，开始追求音乐事业，直面过去的恐惧。

自护时刻

你还有什么梦想没有付诸行动呢？每周或每月迈出一小步，一个又一个的一小步会让你更容易应对阻止你实现梦想的恐惧。

因为听到了那些鬼鬼祟祟的消极信念（例如："我不够完美""我不够好""我不值得拥有幸福"），所以你总是压抑自己内心深处的渴望。这些消极信念告诉你，你必须等待许可，然后才能选择遵从自己的内心。

当你选择重视他人的想法而认为自己的需求无关紧要时，往往是因为戏剧三角在作祟。你可能很长时间都会处在受害者或拯救者的角色当中（因为你帮助他人时是违心的），然后你就会寻找证据证明自己做了正确的事情或去寻找其他外部奖励。

这种感觉的糟糕程度相当于你发现自己被困在沙漠中的那

种绝望的感觉。你可能会觉得这个世界应该有一个稳定系统，这个系统知道你正在采取最好的行动。是的，我每天刷两次牙还用牙线清洁牙齿；我每天吃一个苹果；我帮助行人过马路；我多次全科成绩都是"优"。在你觉得自己已经得到了想要的东西之前，你需要做多少事情？把自己的需求放在次要位置让你陷入了一种牺牲和痛苦的状态。你可能已经从自己的经历中明白，了解自己和自己的情绪是无关紧要的。这种想法会让你在其他事情上忙得团团转，这可能会让你很累，觉得自己不配得到想要的奖励。

只有你自己才能决定对自己的幸福做出承诺。你对自己做出承诺后，言行和情绪应该保持一致。因此，如果你在大脑中的讲台上坚定地表达了你对某些特定事物的强烈渴望，但 30 秒钟后发生的某件事情导致你撤销了承诺，那么你需要深入了解自己，找出反悔的原因。

自我否定的例子包括：

- 你说你想变得健康，但你在早上 8 点钟就已经吃了 12 个甜甜圈，所以你一整天都处于"糖昏迷"状态。然后，你会与自责和羞耻做斗争。

- 大多数时候，你的基本情绪是愤怒和怨恨，因为你牺牲了自己的选择和情绪。
- 你觉得自己一辈子都在等待某种许可，告诉你已经获得了做自己想做的事情的权利。
- 你认为生活非黑即白，没有灰色，生活在非对即错的二元思维中。
- 即使你真的想做点什么，也觉得有无数的障碍横亘在你面前。

这真的是进退维谷。但你有一个选项：你可以继续无视自己的情绪，怀疑自己，相信自己不值得过上理想的生活；或者你可以换个角度，不再根据"正确的事情"行事，停止优先考虑别人的期待，转而尊重自己的幸福感。

当你看到第二个选项，你很容易就会选择它，不是吗？我的意思是，你对不重视自己的生活状态再清楚不过了。然而，建立自我价值会让你感到非常困难，因为你需要克服很多根深蒂固的模式。

正是这些既有模式让我们感觉很糟（例如，愤怒、憎恨、针对他人）。停下来感受一下为什么你会有这些情绪。或许你甚至认为你自己的情绪没问题，是其他人有问题。但你必须识别、观察和改变这些模式。如果你没有将自己更深层次的目标、情绪、想法、言语和行动协调一致，那么你会不断去做违心的事情。如果你在等待他人的许可，或者等待证据出现来证明你很好、你能做自己想做的事，那么你将等待很长时间。即使有人给了你许可，也不意味着你真的会采取行动。这仍然是一种内心选择。所以，你会不断做出让自己感觉很糟的牺牲，你不会过上你真正想要的生活，这就像穿着晚礼服在海滩晒了一天。

蜥蜴脑和依恋理论也在发挥作用。因为你从小了解到的关于这个世界和你在其中的位置的信息有某种既定模式，所以你甚至可能看不到自己还有选择，可能觉得只有一种方法可以让你在生活中做这么多事情。每次遇到未知的事物，你都会退回自己熟悉的世界。"已知的事物"让你感觉沉重、压抑和枯燥，但至少你知道会发生什么。你越来越相信上天没有眷顾你。然后你会相信，自己拥有的选择比实际做出的选择要少。几年后，你仍相信自己的选择更少，就像生活在监狱中一样。事实上，你已经在过监狱生活了。

好消息是，你的监狱是通过条件反射建起来的。因此，你还有机会改变它。

你最大的敌人是自己

你可能认为自己想要一段感情、一份工作、一番事业或者一些美妙的东西，但如果不知道自己的信念体系中潜藏着什么，自我否定就会隐藏其中。当你没有得到自己想要的东西时，你可能会感到沮丧、愤怒，相信世界就是这样。那你可太天真了！实际上，是你挡住了自己的路。未知的事情非常可怕，所以尽管你站着不动时感到非常沮丧，你还是会去适应并解决未知的事情。人类做的正是这些事情，因为人类自离开树栖环境后就成为适应能力超强的生物。

要改变现状，你必须成为自己最好的朋友。你的自我价值至关重要，重要到你愿意让自己踏出舒适圈，改变自己所做的事情。如果你的言行与自己的真实情绪不符，那么你的自我意识可能有些混乱。你习惯把自己的注意力集中在其他地方，但如果你关注自身，可能会发现你所认为自己想要的东西其实并不是自己口中说的那样，也没有反映在自己的行动中。这时自我否定就出现了，它会导致自证消极预言的产生。"我真的想要一段感情！好吧，那我明天要去约会吗？哦，等等！我正在补牙，还是下周再说吧。"我们一直在自我否定。

留意你所说的自己想要的东西。在你意识到它之前，恐惧就像个口技表演者，已经控制了你的嘴。"我要减肥。哦，你在点比萨吗？那给我也点一份吧！"你感觉到了自己刚刚做了什么。你开始在大脑中为其寻找借口和理由，告诉自己下不为例。比萨送来了，然后你还没有意识到自己在做什么就已经把它吃了下去。你刚擦了嘴就立刻开始感到羞愧和内疚。自我厌恶占据了主导地位，然后你就开始与自己斗争。

自我否定是一种模式。你的蜥蜴脑认为它不让你改变自己是在保护你。你很少故意违背对自己的承诺，但你也无法理解自己违背承诺的动机。不吃比萨你会死吗？不会。那你为什么要疯狂地吃很多？你真的不知道原因，这会让你发疯，让你整个晚上都自责不已。

你的世界在不断缩小

一段时间以后，你会发现"小小世界"不再是迪士尼乐园的一个游乐项目，而是变成了你生活的现实。你的世界越小，你的大脑就越容易受到过度保护，试图阻止你做任何可能失控或伤害自己的未知事情。你有没有觉得非常害怕接近别人？但这种恐惧并不会让你想要与他人建立联系的欲望消失。它只会在你前进的道路上放个庞然大物，然后绊倒你。它给你提供了大量不能与他人建立联系的理由，让你的大脑陷入更深的恐惧，让你更不可能与他人建立联系。

　　每当你接受这些理由，你的世界就会变小；你成为自己消极信仰的忠实门徒。与他人建立联系需要你变得勇敢和开放，不必害怕展示出自己脆弱的一面。这意味着你走进了未知的、无法控制的、令自己不舒服的世界。无论你的想法如何，这个世界上都没有真正的情绪保护，所以为什么你不能勇敢地迈出一大步呢？你的理由似乎很有道理。保持安全会让你感到舒适，即使这种状态并不理想。

　　换个角度，这还意味着相信自己可以坦然地对有意义的事情说"好"，对痛苦说"不"，不需要任何理由。如果你选择优先考虑他人的利益而牺牲自己的利益，那我建议你先停下来，弄清楚这几点：为什么你认为自己的牺牲对他人有益？你自己真正的牺牲是什么？你期望得到什么回报？不要欺骗自己。当你不知道他人内心想法的时候，不要假装知道；不要因为害怕让别人失望而说服自己去了解他人的内心。那样你只会恨自己，而且可能给他们强加了一些他们不想要的东西。

　　人们不会因为他人的牺牲而感到幸福，幸福是由自己选择的。如果你认为牺牲自己能控制他人的幸福，这完全是一种错觉。事实是，你的世界将继续因牺牲陷入痛苦。

　　接近害怕的东西并不适合胆小的人。事实上，你必须让自己的内心变得更强大，而情绪韧性对内心的强大有重要影响。很多人担心自己没有情绪韧性，害怕自己无法应对情绪。恐惧使事情变得模糊，但为了安全，我们往往会选择已知的情况，而非未知的情况。

　　让自己内心变得强大的关键是要学会慢慢接近和处理自己的情绪，并在此过程中尽可能保持关注，特别是当你要拒绝一个你常常为之做一切事情的人的时候。你可能会感到内疚、高兴、困惑、怀疑、平静。没关系，你拒绝得越多就越容易。一段时间后，当你习惯了把自己的需求放在第一位时，就不会觉得自己是在与别人作对。事实上，随着时间的推移，拒绝他人后，你会拥有更多的善意和同情心。记住，所有为了自己的幸福而采取的行动（而不是违心的选择）都能让你的内心变得强大，增强情绪韧性吧。虽然大多数人不经常拒绝他人，他们也觉得奇怪，但从现在起，开始拒绝他人吧！

　　童年时期，我们就知道不能只做对自己有利的事，应该遵守社会规范（例如："不要成为一个挨饿的艺术家！"或者"你说自己想退学是什么意思？"）。要意识到你做出违心选择的倾向。你可以留意一下循序渐进的模式是如何让你有机会注意到自己通常在言行中略过的东西的。

　　直面恐惧，并在行动中感受自己的情绪。这会让你逐渐拥有在无限可能的状态中生活的能力。当你采取行动时，你会注意到自己不再受制于关于"我能做什么或不能做什么"的有限想法。当你在成为自己最好的朋友的道路上不断前进时，始终与自己的情绪保持联系。这会让你变得更快乐，并与自己建立更多的联系。

羞耻感让你无法说"好"

　　羞耻感是一种普遍的情感，它来自关于价值的个人经历。如果你总是抱着自己有关羞耻的消极信念不放，那么允许自己做真正想做的事情就很难。有时你会避免做出让自己感到羞耻的选择，避免想起那些痛苦的往事。跳过羞耻感，或者带着条件对自己说"好"，可能会让羞耻巨人暂时入睡。但提出条件

（例如："只有今天傍晚 5 点 01 分太阳落山且我中了彩票，我才会……"）仍不代表你选择了跟随自己的内心。如果羞耻感仍然在影响你的选择，你将继续选择做违心的选择。

羞耻心会对你说："我不配；我很没用；我做错了事，所以我要忏悔或否定自己。"很久以前，你形成了自己的是非观和善恶观。即使代价是违心地放弃自己真正的兴趣，很多人还是一生都在努力保持站在自己认为是"好"的一边。有趣的是，试图站在"好"的一边并不能保证你不会摔倒、不会因为做了某事而打乱他人或你自己的计划。那你接下来怎么做呢？退缩、道歉、逃避、否认？这些行为都不能让你对自己说"好"。"也许有一天"的故事可能会在此时出现，似乎如果你能"正确地"度过一生，最终成为一个不产生羞耻感的人，那么你就会被视为一个成年人。

如果要等到羞耻感从你心中消失后才最终觉得值得对自己说"好"，这是毫无可能的事情。如果玛丽莲因为觉得自己很有趣而想做脱口秀演员，但又害怕失败，那该怎么办？尽管她觉得这个想法不错，但如果表演现场没有人笑，表演失败的可能就似乎非常可怕。她认为自己无法忍受这种羞耻感，所以就找了些借口不去尝试做脱口秀演员。

　　有时，羞耻感会让你自我感觉糟糕，觉得自己永远都不会变好。我年少时犯过一些错误，多年来我一直过分苛责自己，觉得自己不如其他没有犯过错的人。我很难去尊重自己的情绪，我也不知道如何去尊重。我要等先得到某种许可，然后再去冒险。当然，世上没有这样的事情。

　　这又回到了我与父母的关系上。多年来我为选择了自己的情绪而感到内疚。以前一直没有发生过不尊重自己的具体事件。以前，我经常和母亲聊天，问她的近况，她通常回答："还是老样子，老样子。"她也会问我的近况，我会向她吐槽工作中的不满或努力寻找话题。我不知道该说什么，因为她迟早会提醒我，我说的事情都只和自己有关。似乎什么话题都不安全。我知道聊我的生活和我自己迟早会成为一个问题，但我不知道还能聊什么。我总是认为分享自己的事情是正确的，但经常事与愿违，父母总会告诉我关于我自己的负面事情。多年来，我一直为此感到迷茫，我无法取悦他们。事实上，发现这一状态是在灵光一闪的一个瞬间，那一刻我意识到无论我做什么，都不会"读心术"，无法了解父母的内心所想，环境已经注定我会失败。但即使我知道这些，我的选择也有限。很长一段时间以来，每次与父母沟通后，我都不确定自己是在选择支持自己还是在反对自己。

随着我在掌控情绪方面的成长，我明白了一点：当我与父母沟通时，我必须做出不同的选择来应对羞耻感以及因为没有成为一个足够好的女儿而产生的内疚和羞耻感。

我小时候是一个对别人说的话非常敏感的孩子。我父母对我说的话深深地影响了我，让我觉得自己不够好。我和他们之间的交流会让我觉得我应该蜷缩起来死去。不论我做得对还是错，我都为做我自己感到羞耻，羞耻感就这样产生了。我从未觉得自己有资格表达自己的情绪。人们告诉我是父母做错了，让我不要再这样想。但我觉得我不应该信任自己的情绪。这听起来很奇怪，但这确实是我的真实想法。如果我信任自己的情绪，那为什么人们又说我不该有那样的感受？我内心的情绪和别人告诉我的情况之间的脱节令我感到困惑和痛苦。长大后，每当发生让我感到羞耻的事情，那些旧日的情绪都会随之而来。这些情绪限制了我的选择。成年后，父母经常对我说："为什么你只记得童年时的消极事情？"我确实还记得其他事情，但在试图消除我的羞耻感和情感疏离感时，消极的事情对我造成的影响确实也很大。

那是一种耻辱和痛苦的感觉。跟很多人一样，当我感到羞耻时，我最不想做的事就是向自己或他人承认自己感到羞耻。

因此，在父母面前，达到他们的期望是我避免着耻的唯一方法。父母的有些言行会触发我的情绪，然后一切都会失控、乱成一团。我想选择做自己，但我不知道怎么做。

最终，在父母决定不参加我的婚礼的那天，我终于选择了做自己。这不仅是因为他们没有来，还因为他们给出的理由、对我的态度、对别人说的话，以及我终于意识到，对他们而言，无论我做什么，事情总是会发展到这一步。我知道父母爱我，而他们觉得不来参加我的婚礼完全合乎情理。

父母决定不来参加我的婚礼让我感到痛苦，我会为自己的痛苦负责，但我绝不认为我要对他们的行为、言论或选择负责（在我的婚礼之后更是如此）。那真是一段艰难的时间。

从那以后，我开始注意到，如果我对自己所说和所做的一切更加负责，就会产生更少的着耻感。选择做自己让我变得自由。我的脑海中再也不会出现以前那些告诉我"你不够好"的声音了。可以明显看出，多年来着耻感是如何驱使我做出了很多与我自己的幸福无关的选择。

我并不是在责怪父母。当你因为自己的情绪而去责备他人时，你无法选择做自己。从他人的角度来看，他们只是在做曾经对他们起作用的事情。我必须开始做对我有用的事情。我充分认识到过犹不及。我曾希望，在某个时刻，我会变得足够好，从而有机会丢掉所有的羞耻感，开心选择做自己。但事实恰恰相反，我是先选择了做自己，然后才克服了羞耻感。

当你觉得自己做错了或可能失败时，你怎么可能会选择做自己？没错，还是要选择做自己。直面所有与之相关的情绪，包括每一份羞耻和畏缩。你逐渐会习惯那种糟糕的感觉，但它也只是一种情绪，不是无期徒刑，不会置你于死地，而会最终消失。

当你逃避羞耻感时，羞耻感就会增长。如果你能够认识到羞耻感只是你的某些经历的副产品（而不是普遍的是非观），它就会更容易消失。

既然注定要斗争，那我该如何停止斗争

生活就是生活。你不必与之斗争，你可以选择做自己。无论你是否与生活斗争，它都会按自己的方式展开，这是你必须接受的事实。

换句话说，如果你想快乐，就必须学会接受。我们有时觉得，如果我们为得到想要的东西而斗争，那么我们可以对自己

说"好"，但这也行不通，因为最终得到的东西总是超出我们的控制范围。你可能会觉得自己通过努力来实现某些目标就是选择了做自己，但这是暂时的感觉，很快你就会再次觉得自己必须做更多事情。

我的一位客户写下了她的自我接受："今天早上，我决定立刻开始生活，或者开始爱一个人，或者等我超脱一切烦恼后再开始生活。我决定现在就行动。尽管感到有些挫败，但我仍然喜欢有只小狗、有孩子和丈夫在我身边。我很喜欢和我身边的朋友聊天，聊地铁上那些有趣的故事。我去参加追悼会，对自己还活着并充满活力心怀感恩。我用色彩、美感和植物包围着自己，但我仍然感到孤独、残缺和不足。不过，我也感到快乐、放松，充满希望。今天我要接受自己的一切。"

生活就是生活，这意味着你可以停止与之斗争。你懂得不必斗争的那一刻（虽然你一直都在说"我懂，我懂"，但将它付诸实践又是另一回事），你就会明白什么是真正的轻松。我过去总是强迫事情发生。几年前，我有一家公司。当时，遇到一个动漫行业的人后，我立刻决定要为他工作。于是，我关闭了自己的公司，跟他一起去做事。我当时并没有选择做自己。开始在他那里工作后，因为自己的职位问题，我意识到了自己的错误。

他专门为我设置了一个职位，所以我非常渴望去证明自己，我甚至愿意去擦卫生间的地板。如果我让生活顺其自然，我应该会更顺利地实现自己当时的愿望：我想改变自己正在做的事情，又想让自己进入自认是命中注定的那个行业。如果我花时间与自己建立联系，可能会有完全不同的结果。

但在当时，我做了很多斗争，花了很长时间才选择做自己。当我选择做自己后，我感到沮丧和挫败。我的那部分经历都可以构成一个电影情节了。但在那个过程中，我真切地看到了矛盾的自己：我对他人坦诚相待，却欺骗了自己。我给自己讲了一个故事，故事中的人都很好，我把他们当作偶像一样崇拜，相信他们永远不会做坏事。但他们只是凡人，做了很多坏事。我非常渴望自己的幻想成真；我希望在自己从事的动画事业中得到快乐。我已经得到了我认为自己想要的东西，但结果却是一团糟。我好多年都无法理解，我为什么要为了实现自己的幻想而制造了一场不必要的斗争。

你是否也经历过一场无路可走的斗争？你采取了怎样的获胜策略，使你最终对自己说"好"？如果你感到自己在试图推着生活往前走或把自己的意志强加给生活，现在就要更深入地了解自己以及这样做的原因。你需要弄清楚一点：如果不斗争，你害怕自己无法拥有的是什么。

如果把生活比作一匹野马，很多人觉得给它强行套上笼头就可以了。但"强扭的瓜不甜"，斗争并不是一种幸福的状态，这种状态不是在爱自己。斗争会让你一直绕圈子，最终不断给自己发出"你不配选择做自己"这样的信号。你会继续相信这些信号，会继续忽视自己的经历，朝着未经检验的目标前进，最终证明自己确实"不配选择做自己"。

等待回报

你是否在潜意识中认为生活欠你什么？很多人都这样想。在未来某个时间，你希望自己备受赞扬，生活会突然给你个大奖。你甚至可能相信到时候生活会变得轻松，这样你就可以躺平，"最终"获得幸福。也许你觉得自己走过了漫长而艰难的道路，但为了获得巨大回报，你认为这些是自己必须经受的磨难。

生活欠你什么？你有没有静下心来问过自己这样一个问题："我在为什么而战？"然后，更深入地探索，与自己的情绪建立联系，看看回答"好"会给你带来什么。有时，我们觉得生活亏欠我们，因为我们小时候就了解到了这一点。我们认识到，如果自己做了"正确的事情"，生活就应该奖励我们。但无论是否有回报，你都无法找回为达到目标而牺牲的自我。为了得到赞扬而努力会把你变成自己讨厌的样子。

重要的是，要了解这种思维是如何对我们不利的，理解生活的回报终将到来（而不是你斗争的结果）。

如果你仍然认为自己有资格得到回报，那么你需要问自己更深层的问题。第一，为什么你觉得生活亏欠了你？第二，即使生活给予了你想要的回报，你如何知道那时的自己就一定比现在更幸福呢？你的情绪不会因生活给予回报而改变。当然，一开始你可能会很兴奋，但随着这个奖励成为你日常的一部分，兴奋感会逐渐消失。第三，你现在能让生活顺其自然，做出让自己幸福的选择吗？

你可能还没有准备好做出这样一个选择。似乎牺牲和斗争才是你做事的方式。例如，小时候你会因为做家务而获得25美分或1美元。如果你没有修剪草坪或照看弟弟妹妹，父母会告诉你，你不配得到零花钱。一段时间后，你就会觉得似乎选择做自己会付出代价。但这其实只是现实的一个版本。

在安逸和幸福版的现实中，事情并非如此。你只要选择做自己就好，其他的顺其自然。

接受

接受就是放手。这可以让你停止兜圈子，不再做违心的事情，不再消耗自己的生命能量。

无论生活待你如何，此刻都是你选择做自己、不做违心选择的时候。鼓起勇气吧！不必再精于算计，只要松开紧握的手，让生活顺其自然就好。

你是自己生活的主人，但不是生活的主人。你不可能站在墙面前说"墙不在那里"，然后毫发无伤地穿过墙。

接受并不意味着热爱或喜欢，而是意味着你接受某事物的存在，接受它本来的面目。你必须承认这堵墙的存在，如果你仍然选择穿过它，你要知道你不会毫发无损地穿过去。但是问问自己："承认这堵墙的存在，对我穿过墙有什么帮助？""如果我得到的与我的内心和幸福目标一致，那我如何去照顾好自己呢？"墙只是墙罢了，它的存在不是为了让你去对抗或抵抗它。接受现实，此时这堵墙就在这里。如果你不接受，斗争模式将会继续循环下去。

当你停止与生活斗争时，猜猜会发生什么？你不会再远离真正的生活，你会立即选择做自己。

记得我说过的"控制点"吗？当生活控制了你的情绪、选择以及看待事物的方式时，你将继续斗争下去。深入探索可能会告诉你，你认为可以"修复"自己生活的东西可能与你的身份和有意义的事情无关。最好是做出与自己内心相一致的真实选择，因为回报会更加甜蜜。

这不是要修复你的生活。你选择做自己的次数越多，就会有越多你之前无法接受的事情获得自动解决。很长时间以来，你可能都在要求某些特定情况变得真实，但不知道自己这么要求的原因。你分析与生活对抗的作战计划时就已经分散了自己的注意力。当你停止战斗时，就会从生活的控制中解脱出来，开启理想的生活。

斗争是一种选择。不要再选择伤害自己，开始培养自己的内在价值吧。因为有一个人关心你的情绪，所以你的情绪开始变得重要起来。那个人就是你自己。生活不是你的对手，而是会以一种更加友好的方式向你靠拢。准备好创造自己的生活吧。

从现在起，停止做违心的事情，不再当受害者或牺牲者

　　要想选择做自己，你要弄清楚你为什么害怕关心自己。也许是因为你困在了戏剧三角中；也许是因为你习惯了放弃为自己做事，反而选择去考虑对你不利的他人的欲望；也许是因为你发现对你一直想做的事情说"不"更容易，因为你会想出无数个借口来说明为什么你不能做一直想做的事；也许是因为你只是对自己的经历感到舒适，这就是你的动力源泉。没有内心斗争，你会怎样？你可能不知道当你足够爱自己且不再做违心的决定时会是什么感觉。

　　请放心，你一定能做到。但你必须真正有勇气去接受检验和感受情绪。要对自己的选择负责，你必须认识到这一点：不要觉得你最终会以某种方式获得选择做自己的权利。你生来就有这个权利。你现在要做的是，丢弃所有阻止行使这个权利的东西。

　　当你学会这样做时，你会发现选择做自己就是学会信任自己。从自己的经历出发，去探索自己真正的需求是什么并回应这些需求。

练习：　**停止扮演受害者角色**

即使你现在觉得你会果断地选择做自己，但有时还是很难把自己放在第一位。带上日志，找一个安静的地方，用30～45分钟的时间来做这个练习。记得使用第三章中学习的感受真实情绪的技巧。

1. 回顾昨天（或你记忆犹新的一天）。请注意，你是否曾对自己真正想要的东西说了"不"而不是"好"？（我不是指买辆40万美元的车或实现一个遥不可及的梦想。我指的是你本可以选择自己想要的东西，但却没有。）在这种情况下，说"不"是什么感觉？感受自己的情绪，然后尽你所能去描述它，并写在日志上。

2. 当你回想过去的几天或几周时，留意你在上述情况下说"不"的频率。在日常生活中，你是否会反复做出违心的选择？

3. 现在做第三章所述的"身体扫描"练习并仔细观察，注意内心的挣扎，感觉如何？是什么让你无法集中注意力？

4. 回顾笔记，看看自己是如何选择陷入困境的，感受自己身体的感觉。身体感觉很糟，对吗？你如何处理这些糟糕的感觉？你是否能把这些感觉隔离起来，希望它们会消失？现在试着给它们一些空间，把它们写下来或大声说出来。

5. 如果你对自己真正想要的东西说"好"，会发生什么？你最大的恐惧是什么？可能出现的最糟糕的状况是什么？深呼吸，想象一下你选择了自己真正想要的东西。释放并感受自己的情绪。

6. 你愿意冒险（确保你能在情绪层面感受到这种风险）对自己真正想要的东西说"好"吗？如果是，风险是什么？举个例子，不要因为老板的所作所为而责怪他。相反，你要为自己的行为负责，包括你想辞职这件事。你想自己创业，生产天然肥皂和其他洗漱用品。你要承认一个事实：这不是在寻找责怪他人的理由，而是在说出自己的愿望或向前迈出一步，这将是一种情绪上的冒险行为。

7. 一旦你对自己的内心有了清晰的认识，就可以通过坚持自己的承诺来挑战你从前的认知。是什么让你偏离自己的标准？具体来说，当你想说"不"时，你会如何阻止陷入从前的模式？（例如：我不会再因为我的朋友爱丽丝而让自己很累。下次爱丽丝再打来电话，提出让我左右为难的要求，例如她吃完晚饭后要我开车送她回家，而我已经躺在床上了，我会说："很抱歉，爱丽丝，真不巧！我很乐意帮你，但我不方便。如果你需要我推荐一个约车服务，请告诉我。希望你睡个好觉。"）

如果你一直对某人说"好"，向他说"不"的时候你不仅是在帮助自己，也是在帮助他（你在帮他让他对自己的选择负责）。现在，你可能会感到内疚或不舒服，但你静静坐着就好，你的情绪会逐渐缓和。想象一下，如果你从床上跳下来，出门去帮助爱丽丝，你会是什么感觉？你会充满怨恨和愤怒，想知道什么时候你才会认为做自己才是最重要的，自己才是做决定时第一个要考虑的人。去帮他还会让你成为戏剧三角中的受害者。当你开始关心自己、重视自己时，无论你迈出了多么小的一步，都会扭转局面。你可能会暂时觉得有点不舒服，但没关系。你终于可以优先考虑自己了，你正在明白自己的重要性。

如果你发现自己在生活中偶尔向一个又一个爱丽丝妥协，那么就要坦诚对待自己做的事，不要找借口。万不得已时，你可以妥协，但同时要寻找在这段关系中让你害怕的地方、让你可能遭受损失或做出违心选择的地方。想一想，你是否已经习惯了与爱丽丝构成的戏剧三角？或者你更害怕让她失望？

总有一天，你会发现自己已经很久没有优先选择做自己了，你将看到选择做自己会如何影响你自己的生活和你爱的人的生活。

第九章
第6步——停止"脑补"和"对号入座"

"脑补"和"对号入座"模式意味着你从来不知道这一点：依靠自己本真的想法、感觉、行动或话语是完全没问题的。本章将帮助你通过质疑自己对他人假设的情感目的，深入探索自己最初的不安来自何处。你将学会直言不讳，学会大胆提问，懂得展示自己脆弱的一面并不丢人。

"脑补"让你陷入困境

假设（即"脑补"）是指在你不知道真相但却认为自己知道的时候脑海中出现的想法。你没有任何证据证明这些想法是真实存在的，只是根据你认为的其他人的想法做出假设。这些想法是你通过自己对世界和自我的认知做出来的，而且是依赖于具体环境的。"脑补"与"对号入座"是一对好朋友。"脑补"

曾是我常用的一个策略。我曾经认为人们不论做什么都是针对我，我总会带来负面影响。我从未想过我会给别人的生活带来积极的影响。

"对号入座"意味着我太主观了。我认为其他人的言行总有针对我的地方。这两种模式意味着我也做了很多预测。我常常发现自己"脑补"出来的东西与事实相去甚远。

不论我是在完全了解他人心思的情况下盲目进行"读心术"，或是偏执地认为他们所做的一切都是针对我，这些都让我很痛苦。多年来，我生活中的一切都和他人或他人的想法有关。当然，我与这个想法斗争了很久："喏，我不在乎别人怎么看我！"但当我坦诚地面对自己时，我发现自己全部的精力都在这上面。这样的生活状态让我心烦意乱。我真的没有自我意识。我总是忙着阻止那些无法预知的问题的发生，每天筋疲力尽。

误解是我最害怕的事情之一。很多人都极力想避免误解。如果我能弄明白你在想什么，那么我就会采取相应的行动，也就不会被误解了。当我被误解时，我会觉得是自己的问题。我觉得别人一定是发现了我的致命弱点。对此，我做了很多努力来控制事态。我努力让别人理解我。在我看来，很重要的一点是，只做其他人喜欢和欣赏的事情。我需要说服他们，让他们理解我和我做事情的动机，这样他们就会知道我决不会做任何事来故意让他们难过。这种状态就像是戴着一副微笑面具在生活。

日常"脑补"是我们生活的一部分。只要"总是""永不""什么都没有""每个人"或"一切"这些字眼出现，你就是在做假设："我上班总是迟到""他总是心情不好""大家都跟我作对""我什么都做不好"等等。不幸的是，这些假设会让你陷入自己不想见到的具体情况。记住，当你对自己说这些话的时候，你就开始对它们做出反应，而这种反应就是你接下来言行的动机。如果你不去相信这些假设，你会以完全不同的方式去应对相关情况。

但对许多人来说，正确对待自己的假设似乎更重要。这样生活很痛苦，但这是一种模式。如果你假设成真，即使这不是你希望发生的事情，你都会觉得自己被认可。

如果想通过假设去控制他人，那它并不是一种有效的方式。你可能认为，如果你根据自己编造的关于他人想法的故事来设计各种复杂的应对方式是在控制局面，那你就错了。事实并非如此。这种做法唯一能控制的就是你。

既然我们已经知道恐惧是主要的驱动因素，那么你就需要探索自己产生恐惧的根本原因是什么。看看你的假设。你在对假设做出反应。为什么？因为你"脑补"出来的故事不是真的。即使你猜对了某人的想法和感受，又能怎样？你的目标是什么？让他们喜欢你？说服他们，你值得成为他们的朋友、供应商、客户或同事？让他们离开？看看这些消极信念。它们是驱动你做出假设的因素。它们需要被证明；你的假设为它们提供了证据。

"脑补"行为使你不断地重复相同的模式。即使生活中出现了新的人和新的情况，你也会运用旧模式对其做出假设。你会意识到"脑补"是如何削弱你的。这种模式中没有情绪自由。为了避免被误解或被抛弃，你没有进步，只是在原地转圈：你不停地告诉自己要用自己的表现给别人留下深刻印象；否则，你会是谁？

有人在胡说八道吗

你一定听说过故事总有两面性。事实上，由于不同的人有不同的视角，有多少人看待某个故事，它就有多少个版本。你在反驳他人时，就是在坚持自己的故事版本。你对现实的看法基于自己的信念和从这些信念中产生的假设。你可能认为自己的看法是对的或者比别人的更好，因为这正是你的故事版本所要求的。

但是对错、好坏都是主观的，它们只会给你带来错觉。即使是关于他人的故事，你也可以沉浸其中，认为它们是真的。问题是，你在生活中做决定时，都在依赖这些故事。根据故事做决定会限制你的选择，因为你只关注一个结果。

你在"自动驾驶"状态下一遍又一遍地告诉自己同样的故事：你认为自己是谁，你必须成为别人眼中的哪个人。你甚至可能觉得自己有一个水晶球，可以预测你如何过好自己的一天，但这一切都是基于你的假设。这个故事影响了你对事物的看法。当你身在故事中时，你有一定的判断（例如，是非对错）和模式来支撑自己的假设。你不会考虑自己的言行如何影响他人，因为你只是按照自己的惯常方式行事。

你很难意识到有些故事的存在，因为它们给人感觉很真实，你往往能够在某处找到它们真实性的证据。你没有意识到自己活在一个故事里。要意识到这一点，唯一的方法就是有人唤醒你，让你质疑它的可信性，或者你对这个故事的反应会唤醒你。

随着你自我意识的增强，你开始意识到自己所认为的事实实际上是以往的故事在不断重演。你意识到自己的假设都是荒唐的，你所谓的证据都是从与你无关的事件中挑选出来的。你最终会看到这些故事的害处。它们所带来的东西与你真正想要的东西恰恰相反。

一旦你发现自己沉浸在某个故事当中，问问自己为什么需要它。它会有助于你的生存或是给你带来幸福吗？如果没有这个故事，你会是谁？一面是安全且已知的，另一面是不安全且未知的。如果放弃你的故事，选择更接近现实会是什么感觉？

例如，你正在憧憬自己未来的生活，并希望你的伴侣是其中的一分子。在这个故事中，伴侣总会迁就你：无论你想买什么房子、装修成什么样子，无论你想去哪里吃饭，无论你想要什么，你都会得到。

你总是我行我素，但忽然有一天伴侣告诉你他不再愿意参与这个计划了。他的这个决定让你心烦意乱，因为你认为事情不可能以其他方式进行下去。你的假设是，只有当伴侣所做的一切都是为了你时，才代表他爱你。所以，他一定是不爱你了。你假设了这个故事，然后沉浸其中；你很沮丧，感觉自己被拒绝了。实际上，伴侣不知道你遇到了什么问题，他只是厌倦了一味地迁就你。伴侣忽然有了自己的做事方式，这让你不知所措。

现在你有一个选择：要么与伴侣斗争，要么接受伴侣要做的事情。真正的接受和内心的平静意味着你要改变你自己的故事。

你可以质疑自己的故事：如果这个故事不是真的呢？回答这个问题可能会改变你的生活，因为它将开辟一种全新的看待事物的方式，让你看到一些在你当前的现实中看不到的东西。

但是你说："等等！他太坏了！我好可怜，我有理由生气。我是对的，是他错了。我怎么可能是错的那个人。"也许你害怕被别人欺负。

人在陷入困境时往往会产生一些充满愤怒的故事。你可以继续自以为是地坚持自己的方式，也可以打破自己的假设，看看它们是否仍然重要。你越是让自己直面现实且不再试图把假设融入自己的故事中，你就会越快乐。

我怎么了

如果你总是在努力证明自己足够好，这意味着你在面对别人的言行时总在"对号入座"。这可能与他人的意图无关，但你总觉得他们在评判你，你就是在"对号入座"，并用所谓的判断来鉴定自己的消极信念（"我不够好"）。这种做法是错误的。

我有一个客户，她是一名美术老师。她觉得人们都认为她不够好、不够聪明，做一名真正的艺术家还不够酷。每当她把自己与同事或同龄人相比较时，这个问题就变得更加严重。她经常"对号入座"。如果有人对她微笑或没有微笑，那一定是因为她做了什么。当课堂出勤率下降时，即使不是她的原因，她也会觉得是自己做得不够好。

后来有一天，她绘画课上的一位女士走过来对她说："我在这里真的没有学到好的绘画技巧。我觉得是因为你没有耐心。"她立刻觉得十分难堪，在心里对自己说："我知道！我知道我糟透了！我现在就应该辞职！"这些想法直接影响了她对自己的假设，让她认为自己不够好。

学生的评论是否有价值都不重要。问题是，这位美术老师将她的全部自我价值感建立在别人对她的看法之上，即使"别人"只是一个人。现在她觉得她有证据证明自己的假设是对的了。

每个人都有自己的问题，也常常把恐惧归咎于别人。如果有人让你很愤怒，问题不在于他们，而在于你，但你可能不容易看透这一点。他们那么做不是故意的，因为他们不知道你的情绪包袱；即使他们知道，他们也另有自己的情绪包袱。

如果有人说了一些评判你的话，那并不意味着你就是问题所在。那是他们的问题，也是他们的看法和信念。那些问题、看法和信念都不属于你。

自护时刻

与其假设并收集证据来证明某个假设是正确的，不如停下来问一下别人的想法或感受。这没什么大不了的，你一定能应对得了。

我收到过一封电子邮件，发件人是一位我认为是朋友的人，邮件中说我欠她一些东西。我替她感到难过，因为我意识到是她的恐惧驱使她用那样的语气写信。她对我的看法和指责与我无关；那都是她的假设。过去，收到这种邮件我肯定会抓狂，因为我会认为这是我的原因。很明显，她不是在给我写信，而是在描述她透过自己的恐惧所看到的现实。这两者差别很大。

再举一个帮我搬过家的朋友的例子。她当时有点崩溃，因为我们家还有很多地方没有装修好。我已经有压力了，她的崩溃又增加了我的压力。虽然我没有像过去那样过度反应，但这让我怀疑自己是否看清了情况，或者可能我有妄想症。我必须停止将她的恐惧和不适归因于我自己。我知道那不是我的问题。一旦我意识到那不是我的问题，我就能很快可以脱离困境。

通常，"对号入座"可能会让你进入应激状态。你为了保护自己可能会选择封闭自己或反击他人。也可能不是某人在说什么或做什么，你只是在根据自己的假设而让自己"对号入座"。

"对号入座"会导致你在没有检查水温的情况下就跳入沸水中。如果有人批评了你，你应该在不自责的情况下寻找真相。如果这些批评触发了你的情绪反应，那就表明有某些东西正在你内心蔓延。如果他人是在讲述一些有价值的内容，你觉得这些信息可以帮助你改变现状，那你就去作为普通听众听一听，不要代入自己。

虽然那位帮我搬家的朋友因为我们家的状况而极度不安，但我没有选择沉默，而是向她敞开心扉，告诉了她真相（即她的感受如何引起了我的恐惧）。我没有责怪她，那次经历反而成了我们之间一件趣事。幸运的是，在坦诚交谈的过程中，我接收到了她的一些很有价值的意见。她很关心我，我看了这一点，而且对此充满感激。

你可能有过给客服打电话的经历。你是否为他们破坏了你的好心情而感到恼火？你生命中的 30 分钟浪费在了等待与智能客服通话的过程中。你越等越生气。最终，你的电话被重新转到了人工客服那里，那一刻你真想顺着电话把对方的头扯下来。你可能会觉得这段糟糕的经历是在针对你，但事实上，这与你完全无关。这只不过是那家公司的经营方式。你想揍的那位接线员与你的沮丧和挫败感几乎没有关系。如果你能坐下来感受自己的愤怒，它会告诉你什么？

换个角度，如果你对他人及其工作保持同情心呢？这样，你就有了情绪自由，不必从痛苦的角度来判断情况。"对人不对事"的做法是无益的。当你意识到自己在这么做时，要及时劝阻自己。

以生活为镜，自我反省

以人为镜，你可以更好地认识自己。你可能听过这样一句话："当你用手指指着某人，指责他们做错事时，你其余的手指是在指向自己。"的确如此；而且这句话还有更深层的含义。人们可能不会表现出与你完全相同的特质，但他们可能对自己抱有相同的消极信念。

假设你的伴侣爱吃醋。他总想看你的手机，甚至在你洗澡的时候偷看你的手机。争吵接踵而至。你们经常为同样的事情吵架。他爱吃醋的背后是过去的痛苦经历：他曾被前任背叛，并因此而降低了自我价值感，现在更是缺乏自信。

在你错怪他或对他进行假设之前，我想补充一个前提：你的自我价值感与他的是一样的。你选择和谁在一起反映了你对自己的看法。如果他展现出缺乏自我价值感的特点，甚至承认了这一点，也许你需要审视一下你的自我价值感。推人及己和自我反省远比"脑补"和"对号入座"更有益于身心健康。事实上，探索自己的内心可以让你脱离"脑补"和"对号入座"模式，因为当下的探索之旅是属于和关于你自己的。这不是根据你的假设来进行判断和规划，而是让你意识到并解决自己的某些问题，从而做出改变。如果你陷入了对某位好友某种状况的"脑补"当中，要提醒自己后退一步。与其"脑补"，不如找到自己为什么要这么做的核心原因。

也许你认为好友只想在她有时间的时候跟你出去玩。如果你没有她的消息，你就认为她很忙。你不会主动联系她，因为你觉得她不想聊天或不想出去玩。可能就这样过去了几周。最后，她伸出手对你说："嘿！我有一阵子没有你的消息了，一切都好吗？我本想早点联系你，但我知道你真的不想出去逛或聊天，因为我从来没有收到你的消息。"你惊呆了：原来她也是这么想的？！

除了你们两个人都只是自行"脑补"而没有采取行动来建立联系之外，这次经历还给你传递了这样一条信息：你对自己的评价不高。你可能会觉得，你是一个被"容忍"的人，而不是被关心的人。你可能已经看到了好友的言行（她和你有相同的问题）如何反映出了你缺乏自我价值感这一点。这个发现可以帮助你做些什么，而不是等待别人向你展示你的价值。

现在看看你对自己的假设。在你的假设中，你认为自己是一个爱人还是一个斗士？如果是这样，你会做些什么或说些什么来维护这一形象？也许你什么都不做，别人只是因为你看起来很好斗就假设你是一个斗士。如果别人对你做出了不正确的假设，甚至你对自己的假设也不正确，但既然是"假设"，谁又可能做到正确呢？当你发现有人在假设你是谁时，花点时间反思一下。看看你为什么在别人的印象中是个斗士。你在保护自己的什么？

别人的假设不是真的，但你也没有展示自己真实的一面。当你完全和自己的言行及信念保持一致时，你才是真实的自己，你会感觉很棒。别人是否对你做出假设并不重要。

当你的言行和信念不一致时，你就想从他人那里寻找关于自己的线索，陷入"脑补"和"对号入座"模式。我保证你会觉得自己"不够好"。和真实的你相反，你的行为基于你"脑补"出的他人想法，而不是你对自己真实的认识。你把重点放在了你认为他们在想什么或想要什么之上，而不是成为真正的自己。

把你投射在他人身上的映像"带回来"，利用它来更好地认识自己。你可能看到了好友争强好胜的特点。他总是想和你比。你认为他是一个输不起的人，因为他通常在比赛结束时都不说话，拒人于千里之外。尽管你输了比赛的时候也会感到沮丧，但你不认为自己是一个争强好胜的人。你开始认为他嫉妒你。与此同时，你认为自己体育能力很强，也希望你的朋友一切顺利。

有种情况可能是真的：比赛时，你的朋友可能比你更没有安全感。（但你怎么会知道？）你是否意识到了自己的感受？你可能想问问自己，为什么要做出这样的假设（我自己很好，是朋友的问题）？你为什么不问问他输了比赛时的感觉？你可以说："你看起来好像不是很能接受输了这场比赛的现状，但我不想假设，所以我想问问你。"与此同时，你也需要反思：为什么你认为自己比他好，而他是有问题的那一方？

当我们评判或责怪他人（这也是一种判断）时，其实是受到了优越感的驱使。利用他人的消极行为编出一个让自己的形象更加光辉的故事，这对你的自我认知能有什么帮助呢？

常见的假设领域

下面这个清单可以帮助你探索哪些假设会让你感到痛苦。

* 总认为你的生活中缺这缺那。你环顾房间说："好吧，我想就是这个了。过去是这样，未来也会这样"，或者"我很孤独，因为这里没有人"，或者"我没有，因为我没有做；我永远不会变"，又或者"他／她是我一生中遇到的最好的人，所以我最好让自己习惯这一切"。
* 总认为你知道别人对你的看法。
* 总认为你知道任何情况下所有可能的结果。
* 总认为你的理智能够解决情绪问题（而且解决办法都是老办法）。
* 总是去假设一些能让你继续处于虚假安全感的事情。
* 总认为你知道别人在做什么（甚至认为自己比别人聪明）。
* 总认为自己是对的、别人是错的。
* "对号入座"，即扮演受害者角色（你可以在脑海中演一遍戏剧三角）。
* "对号入座"，即将他人的言行理解为是因为自己或关于自己的。

常见假设

- 我会永远孤独；我一个人过了十年，三年都没约会了。从来没有人约我出去。
- 我永远没有机会加薪；我不敢问，我受不了被拒绝的感觉。
- 我身无分文，永远都无法摆脱困境；自从我独立生活后就一直是这样。
- 为了得到爱，我必须"做"一些事情；仅仅做自己是不够的。我总是为伴侣做饭、打扫卫生、跑腿。
- 如果我认定这个人、这份工作或这种生活，我可能会错过更好的机会。我似乎总是在做选择，但又在十分钟后发现我本该等一等。
- 我会拼命维系每一段关系，结果坏人都让我做尽了。伴侣会把一切怪在我头上（不管是什么事），然后这段关系就此结束。

从现在起，不要总是"脑补"和"对号入座"

当你陷入"脑补"和"对号入座"时，你很难意识到其实自己是造成自己当下生活境遇的重要因素。你可能会感到困惑：为什么你的境遇不能更好呢？因为你没有意识到你为了证明自己的消极信念而进行了多少"脑补"和"对号入座"。现在，让我们采取措施来改变这一点。

下面的练习将帮助你探索驱使你做出各种假设的核心信念。你可以根据自己的每一个假设，多次重复这个练习。你可以通过这个过程找到自己的核心信念，这样就可以知道是什么在驱动你的生活，从而摆脱"脑补"模式。

练习：说出你的假设，了解自己经常"对号入座"的原因

带上你的日志，找一个安静的地方，用45～60分钟的时间完成这个练习。整个过程包含八个步骤。回答问题时注意自己的感受。

在做这个练习时，请记住，你的目标是自我赋能、同情和自信，这会让你感到情绪自由。这种感觉是递增的。要坚持不懈地去做。这项练习需要花时间与自己的情绪共处。在完成一个步骤之后再进入下一个步骤。这些步骤环环相扣，相互促进，会带你不断深入探索自己的情绪，所以不要着急。

开始这项练习前，先思考一下你的生活中有哪些你想要改善、改变或摆脱的方面。你可能会想到一个人，对于他所说的话或所做的事情，你很容易就"对号入座"。如果你在想到这个人时立即注意到了自己身体的反应，那么你也就找到了自己相应的情绪。也许你感到胃部不适、胸腔沉闷或注意到自己紧咬着牙关或身体其他部位紧绷着，只要注意身体反应就可以了。

现在注意你对自己的想法有何种感受。留意一下你是否感到被这种情况束缚着或渴望摆脱它。留意你的假设如何造成了你的不满。留意你在听到或看到别人的言行时"对号入座"如何让你感觉很糟。这些方面可能包括亲密关系、友谊、职场关系、生活目标或生活方向、处理痛苦或困难情绪的方式、承诺等。

也许你会认为："我似乎无法有一段健康的关系，但我真的想要这样的关系。不管怎样，所有的努力看起来都是徒劳的，那我为什么要尝试呢？"这里藏着很多故事。你还可以看看自己是如何理解别人的言行的："我男朋友从来没有提到过结婚的事，这让我感觉很糟。"

与这种感受共处，了解它是什么样的情绪以及你内心有什么感受。你可能已经选择了一个或多个故事，它们将引导你完成练习的各个步骤。如果涉及多个方面，一次只做一个步骤就可以了。你可以针对每个需要改进的方面重复做这个练习。记得使用你在第三章中学过的工具来体会自己的真实感受。

第1步——说出你的主要假设

在思考生活中你想要改善、改变或摆脱的东西时，关注自己的情绪，留意一下有没有某个假设会在你的脑海中多次出现。（可以查看上文的"常见假设"清单。）

当然，一个假设可能又会衍生出更多的假设。把你认为最主要的假设写在日志上。

探索一下该假设的具体内容。举个例子：如果你的主要假设是"我总是身无分文"，这到底在表明什么？是因为你的职业、你的财务状况，还是你陷入了消费主义？

在写下自己的假设时，要明确和具体。很多人在陈述自己的假设时过于笼统，难以继续深入探索。

如果你已经找到了自己假设的领域，那么可以每天花点时间看看这个假设，观察它在不同的情况下是如何出现的。你可能会惊讶地看到它影响着你生活的方方面面。

用"我的主要假设是……"这样的句子把它记录在日志上。

列出你注意到的关于这个假设的相关情况。例如，它出现的情境、时间、当时你对自己的感觉，以及其他可能与你有关或无关的事件。

第 2 步——识别与该假设相关的情绪

在你做练习的过程中，留意那些你发现上述假设突然出现在脑海中的时刻。此时它的面目足够清晰，你很难忽视它。

当你处在一个最关键的时刻，即对该假设或与其相关的情境做出反应的时刻，你就可以进行接下来的一步了。例如，你的假设是"我总是无法成功约会"。在该假设的影响下，即使你在约会地点，那个不回你电话的人也说是你有问题。你的假设在告诉你：每周五晚上你都有这个想法，你认为那个时段其他人都出去约会了。你还注意到，你没有为改变这种情况做任何事情。事实上，你认为因为自己无法成功约会，你甚至不应该去尝试，所以你选择不打扰别人。现在你最好的朋友打电话告诉你她要结婚了。

你需要停止自己的反应，找到你心中与身体反应的感觉相关联的情绪，无论它位于你身体的任何地方，让自己去感受它。

与你的假设相关联的是什么情绪（例如，"孤独""幸福""悲伤""不信任""安全感"等）？在日志中列出它们，用"与我的假设相关的情绪是……"这句话描述这种情绪。

第3步——将情绪具体化

现在，让我们更深入地了解一下，为什么上述情绪或感受与你的假设有关。上述感受是否与希望或恐惧联系在一起，即证明该假设是正确的或错误的？这是你的情绪被束缚的结果，还是故事本身？

例如，你发现自己因为某个假设（"一旦前任发现你是他的唯一，你就会与他结婚"）感到高兴。他的行为（例如，偶尔与你联系，但不做出承诺）让你充满希望。很明显，在你目前的生活中没有任何证据表明你的假设源于现实。但这是你想要假设的，因为它阻止你去处理自己真实的感受。

然而，对一些在当前现实中没有根据的事情抱有的希望是虚假的希望。你需要更深入地探索，看看自己可能在逃避或幻想什么，甚至你可能是在逃避现实，也许这样你就感受不到其他情绪（例如"失望"）或处于某种痛苦之中。你是在通过这个假设（或童话故事）逃避何种感受？这种逃避对你有什么好处？总是有好处的，例如，避免焦虑、失望或绝望。当你深入探索并确定与自己的假设相关的情绪时，把它们记录下来。

第 4 步——揭示消极信念

现在，深入探索并反思这些情绪背后的消极信念。这些信念往往与你自身的价值有关（例如"我不够好"）。在第 3 步的例子中，关于"疏远的关系演变成童话般的浪漫"的假设，与之相关的消极信念是"我不配拥有真正的爱情。我只能吃别人吃剩下的了"。

你找到的信念一般都是消极的，因为积极信念不会在你每次对它们做出反应时都带来消极的后果。

当你认为自己找到了核心的消极信念时，把它写下来。用"我的主要假设相关的核心消极信念是……"这句话来描述它。

如果你的身体中出现了相关的感觉，那么很明显你已经准确地确定了自己的消极信念。身体从来不会骗人。

一旦你知道了自己的信念，你就有了选择。你可以选择接受它、抵制它或挑战它。很多人一生都在抵制、过度补偿或逃避自己对消极信念的真实感受。这些策略都没用。挑战消极信念会让你成长。你不是通过挑战它变成更好的自己，而是通过接受它——接受可爱的、不够完美的自己——来让自己变得更好。

第 5 步——将假设、模式和信念连接起来

如上所述，你可以通过探索自己的假设找到自己的核心消极信念（及其带来的痛苦恶性循环）。你的既有模式只是故事的一部分，旨在维护你的消极信念。如果你相信"我是孤独的"，那么你将通过重复某种行为模式来确保自己的言行能让你继续保持孤独。然后，你会根据自己的消极信念和行为模式结果做出相应的假设，构成一个循环。

现在，看看你的假设和信念，他们为你的故事定下了基调。你从自己的一言一行中注意到了什么？它们符合你的假设吗？这些言行是如何不断重复而形成既有模式的？你的模式、假设和核心信念是如何联系在一起的？用几分钟时间将你的这些问题的回答记录在日志中。你可能会发现你无法仅凭思考找到自己的既有模式。

你需要注意自己生活中的方方面面，留意自己是如何用假设和行为模式来维持某种信念的。要有足够的意识把所有的点都连接起来。看看你在公司和在家的言行，以及与朋友和伴侣相处的过程中所做的事情。你看到了什么？你感觉如何？坐下来感受上述各个方面（你可以在不同的时间做这件事；不需要一次性完成）。

第 6 步——回顾过往

试着将那些与你的假设和消极信念相关的感受追溯到你的童年时期。这些假设是什么时候形成的？为什么？是什么故事让你产生了某种信念？如果你追溯到童年时期，把这些点联系起来，你就会清楚地知道自己是如何依赖这种错误的认知的，以及你是如何通过它过滤现实的。写下你的想法。

第 7 步——展望未来

现在，请回答这个问题：如果你继续持有同样的假设，并允许它拥有控制权（无论你是否忽视或接受它），在短期和长期内，这对你的生活来说意味着什么？写下你的想法。尽量写得具体一些。

第 8 步——采取行动

现在，行动是关键。看看你的结论，确定一个目标，你准备挑战什么。与那些毫无根据的消极信念或不理智的假设进行斗争或对其进行过度补偿是毫无意义的。行动的关键是要掌控自己，感受自己的处境，看看这种模式是如何展开的，然后决定做一件与之相反的事情。你处在何种位置？你能采取什么行动？

　　例如，对于"朋友打电话告诉你她要结婚了"这件事，允许自己做出自然反应，允许自己表现出脆弱、真实的一面。你并不是想给她留下深刻印象，也不是想让她察觉到你除了现在应有的感受，还有其他的感受。你不关心她的反应，因为这与她无关，你要把自己从自己制造的牢笼中解救出来。

　　如果你的消极信念是"我会一直是个孤家寡人"，请反思你的行动，从孤独中迈出一步，走近他人，做出改变。下次有人约你出去时，与其拒绝，不如接受。或者加入一些你感兴趣但又可能让你感觉不舒服的活动。不要做你讨厌的事，要尝试去做一些让你不舒服的事。不舒服是一种挑战，关键是通过做你觉得不可能的事情来挑战自己的假设。要把它当作一种挑战，而不是一场斗争。如果你与自己斗争，你会更加困顿且心烦意乱。你会专注于斗争而不是去改变自己的感受。

　　写下你将采取什么行动。在采取行动时，一定要体会自己的感受。不要在情感上麻痹自己，也不要仅仅为了采取行动而采取行动。你要感受它带来的影响。你之所以采取行动，是因为它会给你一种新的自我体验，一种挑战自己的假设和消极信念的体验。

第十章
第7步——开始承担责任

责备和辩解会耗尽我们的精力和体力。羞耻感会让我们不断为自己辩解，避免为自己的言行和选择承担责任。即使有人激起我们的反应，那也是我们自己的事情。

解决办法是：尊重自己的感受，知晓情绪的重要性。尊重自己需要你直接说出真相，展露自己脆弱的一面。学会识别并释放激起自己情绪的诱因。要承担起责任，而不再责怪他人。最终，这种转变会让你的内心得到真正的平静。

是你的错吗

现在到了真正有趣的时候了！我之前给大家提供过一些建议，例如，如何做出改变以及不要去做什么。无论发生什么，如果你想收获幸福，从现在起就要开始深度探索那些自己必须要开始做的事情。自我责任感是个很有用的概念，如果能付诸实践就更好了。你对自己的每一句话、每一个行为和想法都要负责。如果你与某人发生争执，你的动机、反应和言语都出自于自己，没有人驱使你这么做。

相比承担责任，人们通常更想把责任推给身边的人或事物。但这会让你陷入受害者角色，让你活得很累。你在筋疲力尽的时候怎么能感受到自己的价值呢？只有精力充沛时，你才能感受到自己是有价值的。要成为自己最好的朋友。

那自爱呢？自爱不是去做个美甲和按摩，而是从困扰中自愈。自爱是用言行来关照自己的情感，而不是依赖他人。如果你关心自己，那你就有价值。如果你对自己负责，那你就有掌控自己生活的主导权，这也意味着你有价值。

例如，你指责伴侣跟你分手。对方说这段关系到此为止了，想回归单身。你虽然尽了全力，但还是不够，无法挽留伴侣。在你看来，自己可以称得上是一个好伴侣，但显然对方无法处理好这段关系。

那自我责任感体现在何处呢？探戈需要两个人来跳。在一段关系中，你总是扮演一个角色。如果你负起责任，做好自己的部分，你就会感觉更好，而不会觉得自己被骗了、被蒙蔽了双眼或者别无选择。你会看到现实，这会让你下次换一种方式做事，不再重复之前的模式或继续扮演受害者的角色。

想一想：你为什么会责怪他人，这样做能让你得到何种解脱？逃避情绪又会让你得到什么呢？让自己来承担责任，不责怪他人，直面自己的选择，并从情感上感知这些选择。不要自责，要直面你当时对自己的感受，接受这是自己能做到的最好程度。

责备和辩解会耗尽你的精力和体力。羞耻感会让你选择辩解，逃避责任。但你的一切言行和想法都是你的责任。即使有人激起了你的反应，你也要知道这些反应是自己做出来的。

对自己的经历和言行负责是自信的唯一来源。做出改变的一个关键因素是你会采取什么样的行动。没有感情的行动不会带来任何结果，而通过探索自己的感情、让自己善于打破既有模式，你就会看到不同。

如果你不尊重自己的感受，就是在把自己当作无关紧要的人来对待。尊重自己的感受并为其负责就能帮助你改变自己。毕竟，如果你自己都不尊重自己，谁还会尊重你呢？

新策略——自我责任感

情绪战胜了你为管理生活而培养的理性，因为情绪会帮助你做出永久改变。孩童时期，你的情绪反应造就了信念，因此，想要打破这些信念，就要从情感上打破支撑它们的模式。这么做即使没有痛苦，也会让人不舒服。不过，痛苦并不是新的行动带来的，而是这些痛苦原本就存在于你的内心。你为什么会不断积攒痛苦，像花栗鼠为过冬囤坚果一样？

我不是说改变不会有痛苦。改变通常都会带来损失。不过在这种情况下，损失尚可接受。

例如，莱蒂西习惯取悦他人。她已经结婚生子，还做着一份兼职工作。她跟每个朋友都保持联系，会组织派对、晚餐以及姐妹游。（在聚会期间，她经常退到人后，保持安静。）她还经常帮助朋友跑腿或照看他们的孩子，各种节日前夕也不忘给朋友们邮寄节日卡片。这种生活让她感觉自己筋疲力尽。

在找我做过咨询后，莱蒂西变化很大。她的精力比以前更加充沛，能更勇敢地说"不"，但也不像以前那么受朋友们的欢迎了。她以前从没听到过别人对她有什么负面评价，而现在她注意到，当她停止"表演"之后，一切似乎照旧，没有人会去替她做之前的那些事情。不过，莱蒂西根本不在乎，因为她现在感觉好极了。之前，她忙于四处奔波为别人帮忙的时候，总觉得不安、沮丧和生气。但经过咨询，她重新与自己建立了联系，将注意力放在真正能点燃自己热情的事情上。她也结交了新的朋友，跟她同样重视友谊，大家有来有往。莱蒂西做回了自己，没有任何退缩。她也变得更加快乐。

即使改变真的会带来损失，你也会发现自己身上那份未曾出现过的韧性。这份韧性来源于你内心的价值。如果你能把这些理念应用到自己每天的生活中，你会发现自己的生活上了一个台阶，你会过上自己理想中的生活。

对自己的选择和行为负责

无论你想因为自己的选择迁怒于谁，只要你对自己的每一段关系、每一份工作以及说出的每一句话负责，你就会感到内心真正的平和。这种平和在于接受，而不是羞辱自己或责怪自己。你要接受与自己的选择有关的一切感受（不论是悲伤、羞耻、后悔，还是发自心底的原谅、接受和爱），而不是去否认或贬低它们。也许多年来，你都在逃避其中一些令人恐惧的感觉（那是你在无法应付事情时做出的选择），而当时的你又太年轻，甚至没有意识到自己是在做一些选择。不幸的是，你也不知道自己因此而少了一部分经历。

感受自己全部的情绪很重要。当你开始感受自己的情绪时就会明白，不必等到世界末日，也不用去修复任何事情，你也能在很多时候感到悲喜交加。你需要感受自己所有的情绪。

我想让你知道，本书中分享的大部分策略和技巧都是针对人们逃避真实情绪的情况而提出来的。很多人可能像曾经的我一样，想成为一个取悦者、完美主义者、问题解决者、侦探或不愿反对他人意见的人，想从外界改变自己的感觉。当你审视自己的选择时会发现，接受自己做出的这些选择并非是出于情感上对于生存的需求，而是想远离痛苦。这会导致你其他的感觉变得迟钝。因此，你必须要感受自己所有的情绪。

练习一：　　　　**为情绪负责**

找一个安静的地方，花 30 多分钟的时间完成这个练习。我们将验证你为避免某些情绪而做出的选择。关注自己的情绪和身体的感受。

1. 回想一个你自己做过的选择，特别是涉及以下其中一个或全部情况的选择：让他人失望、评判他人、因某人而对某事不满、因为自己的情绪而责怪他人。现在的你可能非常希望当时的自己做了某个不同的选择，但是基于当时的感受，你做出了当时的选择。对自己的感受负责，因为这些感受的产生与他人无关。写下现在的你对当时的自己和当时的选择有什么感觉？（你可以用不同的选择来做这个练习，但为了便于练习进行，请在完成以下步骤时，一次只用一个选择。）

2. 当时的你与自己的关系怎么样？（例如：无联系、为自己的感受寻找外部原因、逃避羞耻感，等等。）当时做出选择后你对自己有何感觉？（例如：麻木、悲伤、宽慰、快乐，等等。）你在事件前后的情绪是自己内心的真实感受还是被他人或外界因素激起的反应？

3. 如果你现在来做选择，会有什么不同吗？有何种不同？

4. 现在的你能接受自己当时做出的选择吗？可以通过感受内心的感觉来接受自己（找到身体感觉到的不适）。不要去想，只需要去感受。如果你想哭，那就哭出来；如果你想逃离，那就遵循这种感觉。你感觉自己心里有什么障碍吗？我个人建议，不要一次性全盘接受你做的所有事情，而是要每次从一个方面入手来接受自己的感受。

如果你需要帮助才能理解什么是接受，那就回想一下其他的你已经接受的选择。你为什么会接受它们？那些情况或你的感受有什么不同吗？总有一些事情可以说明你当时为什么会做那个选择。相比那个选择，你为什么认为其他选择没有那么容易接受？

最容易接受的选择有两种：一种是你因为看到了别人的选择而觉得自己选择也是合理的。这不是真正的接受，这只是合理化。另一种是你对自己的选择负责：你之所以做某事是因为在当时来说，那是对你自己最好的事情。即使你现在会做出不同的选择，你也会接受自己当时选择去或者不去那所大学，或者跟一个从一开始就不应该在一起的人分手。回想一下你的接受属于哪种类型。

5. 回想一下那些让你后悔的选择，那些让你感到羞耻或者难以置信的选择。（例如："我用难听的话骂我最好的朋友！""我没有参加妈妈的葬礼。""我买了那艘游艇！"）回想自己当时的样子，去接受自己。写下你的想法，去感受自己的情绪。要接受自己遇到的麻烦，接受自己所做的决定，那可能是当时的你能做到的最好的决定。

你从这个练习中学到了什么？

你可能会发现你的一些选择是基于幻想的。你最难接受的是自己因为对别人抱有幻想而做出了选择。例如，"为了高中时的恋人，我离开了自己的丈夫。恋人说自己也离婚了，但是他在撒谎。我却以为我们注定要在一起！""无论是从外表还是从她对待我父亲的方式来看，我都觉得她好像是一个完美的伴侣。虽然她有时很刻薄，我觉得这没什么，因为别人也会跟我们一样争吵。结婚后，我想一切都会好起来的。但没想到婚后情况更糟了！"大多数幻想都来自于你相信自己能拥有从未有过的东西。你认为自己很喜欢对方就觉得她是你的灵魂伴侣。你认为这是真爱，但并不是。这只是你的蜥蜴脑嗅到了熟悉的味道，再加上害怕失去的结果。强烈的情感并不总是好事。事实上，强烈的情感会让你无法察觉到细微的感觉。人们通常认为这种强烈的反应意味着你要选择一些目前可能没什么用、但"终有一天"可能有用的事，因此你并不想错过。

更多选择

你的很多选择都是基于扭曲的期望。我想我们都有过这样的经历：曾对有些事情充满期待，觉得它一定会很美好，但结果却很糟。最初的期望是某段经历是完美的，但发现事与愿违时，我们就感觉很糟。你现在可以回头想想是什么激发了这种期待。利用刚刚完成的练习深度探索一下。

问问自己，你想逃避什么。是糟糕的情况吗？也许你不断地搬到新的城市居住，幻想新环境或许能解决所有问题。起初看起来似乎是这样的，但当你安顿下来时会发现自己又遇到了同样的问题。根本没有什么改变。你依然做出了同样的选择，花费了所有的时间、金钱、精力，到头来的结局又是不开心。

你要接受这些选择，并对其负责。要做到这一点，你必须要知道它们会带给自己什么感觉。"是的，我做到了。是的，我选择了这个。是的，我欺骗了自己和他人。"去感受这些，不要逃避。当你直面情绪的时候就可以深入探索其背后的诱因，理解自己当时的情感需求。

然后，你可以告诉他人你现在能对自己的选择负责。以前，或许你出于羞耻感而不敢承认过去的情绪，而现在你能做到了。你越是愿意对自己做过的事情负责，就越不会在乎他人想用它做什么。同样，在分享你的经历时，不要把自己放在旁观者的位置，而是要发自内心地说："我做出了这些选择！"

打破自己的规则，来一次情绪冒险

你可能有很多规则。你可能每天都生活在这些规则之中："我可以这么做""我不能那么做"。对于大部分规则，你可能从不质疑，因为它们就是你的生活方式。很多规则都来自于你所处的环境。（例如："要买鸡胸肉""露营不健康""永远不要告诉别人你的真实想法""不要太情绪化"等等。）恋爱可能是你为数不多的能打破规则的机会，因为你很难保证你们的关系会一切顺利或一切如初。

要学会质疑自己的规则，因为大多数规则都是没有道理的。然后再往前进一步，去打破规则。打破规则是件可怕的事，因为你不知道打破之后会发生什么。结果可能会比你现在的经历更糟。但是，如果你出于情感自由和幸福的考虑而去打破规则，那么我保证，即使只是轻微地调整，你最终也会感到更轻松、更幸福。

打破规则（即说或做与自己的真实想法相符的事情）是一种冒险行为，因为这是对现状的挑战。为自己选择，选择自己想要的。如果因为害怕打破现状后出现一团糟的状况而退缩，那你就会停滞不前。为保持现状的稳定而设立的规则会给你带来极大的痛苦。

假设你与伴侣的关系中有一些长期存在的"潜规则"（双方都心照不宣）。你害怕如果自己打破了其中任何一条，就会失去一切。但你为什么想要一段不以真诚为基础的关系呢？别忘了，你无法预知未来，也无从得知他人内心的真实感受。

不要因为未经检验的假设而固守规则。打破规则并不意味着你会失去伴侣，而是意味着你将不会再用一种奇怪的控制和操控来束缚自己，并为了让别人开心而忍受这种束缚。打破规则并为自己赋能将消除怨恨、愤怒、沮丧和受害者心态，意味着你决定对自己和自己想要的东西负责。这并不是说你会变成一个坏人，而是说，你会做出让自己感觉良好的选择和事情。善待他人，善待自己。

例如，你约会的目的是想发展一段长期关系，但你无法说出自己真实的想法。你让对方来定基调，而你只是跟着走，你觉得这样自己就不会把事情搞砸。你在与一个自己非常有好感的对象约会时会克制自己对长期关系的渴望，然后鼓起勇气问对方想找什么样子的。当对方说自己不想发展一段长期的感情，但如果遇到特别喜欢的人会考虑的时候，你还是对自己的想法只字不提，并下决心要成为对方特别喜欢的那种人。为了成为对方的理想恋人，你一直都跟随对方的脚步，从不表达真实的自己。你给自己制定的规则是闭上嘴，让对方主导；你觉得自己会适应。但这完全是在自讨苦吃，因为你认为自己最终会得到想要的东西，而其实不然。你害怕失去对方，害怕孤独，这让你无法打破规则，无法自由地说出自己想要什么。在你们相处的过程中，你总是按照对方的意愿行事，这不会让你们的关系更进一步，甚至你会被甩掉。不管怎样，你都得不到自己真正想要的。

要打破规则，从一开始就要告诉对方你想要一段长久的关系，并接受这个目标带来的一切。如果对方跟你的想法不同，那么你必须要学会面对失望。你迟早都要面对这些情绪，但越早面对越好，因为在早期，你要面对的只有失望，而不是伴随打破规则而来的所有感受，以及你浪费在遵循不适合你的那些规则上的时间和精力。

如果你由于害怕后果而选择不去打破自己的规则，那你就不会获得内心的满足。如果你的规则到现在都没有起到什么积极的作用，那它怎么可能在未来开始奏效，而你又如何能从遵循同样的规则中获得满足呢？

当你打破规则时，问问自己"感觉如何"。永远不要试图说服自己去逃避自己的真实感受。那只是你的大脑想掌控局势。如果你在打破规则的时候没有任何感受，你就总会觉得缺失了什么。

你可能觉得生活从来没有带给你理想的体验。这是因为恐惧，因为恐惧让你无法体验自己从未想过的生活。你要去感受恐惧、直面恐惧，跳出自己的规则。

爱上你的消极信念

我的很多客户都无法接受自己的消极信念。他们不希望这些信念变成真的。他们觉得我正把他们引向一个充满痛苦、混乱和孤独感的生活，因为如果他们的消极信念是真的，谁还会想跟他们交往呢？事实上，如果你花了很多时间去掩盖这些消极信念或者假装它们不存在，那你就是在浪费生命，因为你（而不是别人）是第一个相信那些信念的人。

我经常大声说："我错了！"我必须这么做，因为我知道自己不能对"我错了"这个消极信念置之不理。人都有犯错的时候。选择忽视消极信念并不会使其消失，而只会让它在黑暗中继续生长。杰弗里的情况就是这样。

杰弗里处于一种不稳定的关系之中，但他又无法放手。他和女朋友经常闹分手，每次分手一周后又和好了。女朋友每隔两三周就会因为觉得杰弗里不够重视她而大发雷霆。她不喜欢杰弗里对待自己的方式，但杰弗里一直觉得自己已经尽力了。虽然他内心深处也知道这种关系不会长久，但当他们和好后，他又会向她求婚。他害怕失去她。在他们分手期间，他会斥责自己，觉得自己是个失败者。他责怪自己为什么不能按女朋友的意愿做事。如果女朋友不跟他说话，他就有种被拒之门外或被抛弃的感觉。每次分手，他都觉得女朋友不会再回来了。

在咨询期间，杰弗里会和我分享他的消极信念。他告诉我，他觉得自己什么都做不好；他总是想通过取悦别人来解决问题。为了让他的内心不再纠结，我要求他停止抗拒，去接受这些消极信念的存在。他对自己的自我排斥束手无策。我让他说"好吧，我是个失败者"或"我不值得被爱"。起初，他拒绝了，但事实说明这就是他的核心信念。通常情况下，我们能找到一些证据来证明自己的核心信念（例如，你认为天空是蓝色的；你看向窗外时就有了证据）。那为什么要抗拒这些信念呢？你对自己有这种信念的事实越是坦然，它就越不会左右你的生活。你不需要证明自己值得被爱。

当杰弗里接受了自己的消极信念，他就意识到这种信念的力量也不过如此，因为他做出了不同的选择。他不再因为没有安全感而取悦他人或向女朋友求婚。他也不需要再从外界寻找证据来证明自己的信念是真的，因为他已经不再纠结了，那些信念也没什么好证明的。他不再试图在女朋友面前努力表现自己有多好（尤其在她总是说他有多么糟糕之后）。他不会再因为爱以外的原因去做一些事，也不再觉得自己被信念束缚住了。

接受你把事情搞砸了的事实（每个人都是这样）。你可能觉得自己的信念很愚蠢。那又怎么样？地球还是照样转，你还是照样呼吸。如果你以前不喜欢自己的某些方面（因为觉得自己不够好），现在要学会爱上自己的一切。为什么呢？因为这样就没有问题了。如果我只是说"我搞砸了"，那并不是说我要抢劫一家酒行，而是说，我不再给自己施压，不再要求自己成为他人，我已经放过自己了。

当然，如果你到处说"除了我，每个人都把事情搞砸了"，这也是行不通的。真正的自信来自与自己的联系，感受自己的情绪，知道"做自己"是可行的。这样，你就能扔掉很多让自己筋疲力尽的不真实行为。当你不再用棍子打蜂箱时，蜜蜂就不会伤到你。当你不再责怪自己的信念，而是开始感受与之相关的情绪时，你就会得到安宁。

感受与自己的消极信念相关的情绪意味着允许自己的羞耻、沮丧、悲伤和恐惧情绪变得强烈。不要试图逃避或隐藏这些情绪。要去深入探索，寻找消极信念的根源。你越是坦然接受这些信念的存在，就越会发现即使自己犯了一些"错误"，做了一些傻事（或其他正常的人类行为），也不会畏缩不前并谴责自己。你要学会顺其自然。这样你就能用情绪冒险行为来挑战这些消极信念。直面自己的情绪会带你走近自己曾经避之不及的恐惧。消极信念让你处于恐惧状态，因此，走近它并克服它，你也就改变了它。

当你发现自己不再畏缩，也就不会再听到消极信念在脑海中喋喋不休了。你越是坦然，就越能平静地面对真实的自己（即使你把事情搞砸了，但你依然可爱、美好）。一切都变得轻松多了。

建立真正的自信和自尊

拥有自信不是傲慢或有优越感，也并非来自强迫或假装，而是来自于自己与自己的联系和良好的自我感觉。

拥有自信不是隐藏缺点或变得完美，而是允许自己全心全意活在当下（而不是"身在曹营心在汉"），包括接受"害怕让别人看到自己的真实面目"这一恐惧或"自己过度付出或过度努力"这一事实。让一切顺其自然。

现在你已经明白了这一点：恐惧会阻碍你前进的步伐，阻碍你改变自己的生活。拥有自信不需无所畏惧；只需保持真实。拥有自信就是在你想要某个东西时坦然说出自己想要什么。这只和你自己有关，而与定义这个世界和别人无关。你要容许每个人有自己的定义。

我说出了自己的恐惧，起初是含糊不清的低语，后来可以坦然地大声说出来。现在我提到恐惧就像是做即兴评论一样自然，因为我不再像过去那样看重他人对自己的看法。

如果你是一个完美主义者，还没有建立自信，因为你总是想努力达到自己认为的完美标准。同样的道理也适用于讨好型人格：只要你还想讨好他人，你的自信就握在他人手里。这不是真正的自信。如果你想通过远离恐惧来建立自信，那你的自信必然是不牢固的，因为一旦面对恐惧，自己的"纸牌屋"就会倒塌。

这也同样适用于问题解决者。也许你解决了一个问题，享受了一会儿成就感，但很快就会陷入恐惧：另一个问题会突然出现，而你就在原地，像对抗瘟疫一样对抗不安。自信则无处可寻。

"脑补"和"对号入座"行为也是缺乏自信的表现。如果你总是考虑别人的看法，你将永远无法达到想象中的标准。你在让别人的想法来控制自己的情绪状态时，你是不可能拥有自信的。

拥有自信并不是要有把握周围环境的能力，而是意味着无论怎样，你都能接受真实的自己。你接受自己此刻的样子。

当你不再需要别人以某种方式看待你或了解你时，你作为一个人的价值感就会发生巨大的变化。追求认可会消耗你宝贵的能力。活着且受到重视对成年人来说会让其有很大的成就感，但重要的是要回溯自己的成长经历。有了这本书，你就可以重新调整自己，摆脱自己的消极信念。你比你想象的更美好。

如果你想得到尊重，就必须尊重自己。尊重自己可以为你增添自信。边界感会帮助你在做选择时优先考虑自己的幸福。你需要通过与自己的情绪建立联系和爱自己来关注自己的内心，然后再去爱他人。

至此，你应该知道如何最大限度地阻止自己重复完美主义倾向、讨好型人格、"脑补"或"对号入座"等行为了。做出改变要慢慢来，不能一蹴而就。不要把这当成一项作业。"作业心态"无法体现你对自己的尊重，只能说明你是在努力，而没有敞开心扉去感受自己的情绪。要接受真正的自己，就必须要同情和尊重自己。

敢于放手

一旦你敞开心扉面对自己内心被封闭的部分（可能也是被否认的部分），那你就能重新整合被封闭的部分来创造奇迹。你就能不再封闭自己。例如，在你小时候，母亲生病住院一个月，那种缺失感让你感到不知所措，因此你会发现自己害怕失去当前的这段关系。那时候你很害怕，觉得无处可去，感觉就像自己不存在一样，因此你形成了一种消极信念（即"我无关紧要"），并且认为要不惜一切代价避免这种失去。

你现在还能感觉到这种恐惧。你可以把这种恐惧放到当下情境中，想一想在这种情况下，如果自己当时没有产生那种消极信念，生活可能会有什么不同。接受这些情绪，并告诉自己你现在可以处理好它们。这是不是说你现在已经不需要这段关系了？不。这意味着你该明白为什么自己对这段关系不肯放手，也想想你为什么又同时想过离开。这并不是非黑即白的。

通过这个练习，你就能从情感上接受自己之前觉得无法处理的事情。如果你认为必须要对这段关系做出选择且自己的情绪并不平静，那么这个练习就还没有结束。你需要保持这种状态，以便克服所有那些过去曾被压抑的情感。（当然，我说的是一些没有身体、精神或情感虐待的事情。如果有虐待情况，那你要立即摆脱它。）

当你全方位地去感受自己的恐惧信念时会发现事情发生了变化：以前看起来很可怕的事情，现在不可怕了。你可能还是感到不舒服，但不会因为放手而感到紧张。你只是放手了，因为你意识到自己不会再在乎结果了。你意识到自己只要努力过就可以了，而不用过度消耗自己。当你知道不应再在任何事情上过度强迫自己时，你就获得了幸福。

你会感觉更好，不会再被那些自己讲给自己的恐怖故事所左右。你会发现自己的大脑变得更安静了；蜥蜴脑也暂时不起作用了。你内心会感到平静，并且无论是对自己内心的情绪还是对外界的事情，你都可以放手了。

允许自己及时回望过去并与自己建立联系能改变当下时刻。对自己的生活负责也会变得更加容易，因为你不会再对自己没有信心了。通过直面自己的情绪来打破束缚自己的模式，然后采取行动。想一想你在什么时候会担心把事情搞砸；这就是你采取行动的机会。找到自己的恐惧后，就可以采取下一步行动了。

现在，你已经开始变成一个情感成熟的成年人了。上述练习你做得越多就会感到越容易，同时你会发现，自己不再急于让一切都按你计划的方式发展了。

从现在开始，承担起责任

是时候放手了。让不适感成为你生活方式的一部分。这听起来可能很可怕。你不想放弃那些自己紧抓不舍或害怕失去的东西（例如，某个人、某种安全的幻觉）。你可能想继续用之前的老办法，而不想真的失去什么。

不适感是指走出你的舒适圈、独立于蜥蜴脑，有勇气、有愿意去承担责任。

与不适感共存不会很难。这需要你活在当下、活在现实中，而不是活在对未来的幻想中。这样什么都不会发生，因为还没有到未来。活在当下，需要你从身体上和情感上都能接受真实的（而不是想象中的）生活。如果你发现与不适感共存已成为自己的生活新标准时（这比低级的焦虑和彻底的痛苦更好），你会感到兴奋，因为你知道生活正在改变。

练习二：　　　　　　**与不适感共存**

　　找一个安静的地方,用大约20分钟的时间来做这个练习。本书最主要的目的是帮助你感受自己的情绪。现在我们要学习如何让自己感受不适感。改变让人不舒服,但其中没有什么是需要逃避的。

　　1. 你如何与当下的不适感共存呢?

　　2. 当下,你害怕改变什么? 把它写下来。

　　3. 寻找你身体中的不适感。如果你还没有任何身体上的感觉,说明你还是在理性思考,那并不是真正的不适感。要继续深入探索,"扫描"自己的喉咙、胸腔、腹部。有没有感到哪里不舒服?

　　注意感受自己的身体是否有受阻感。你想跑步吗? 觉得麻木吗? 在找到任何具体感觉之前,请保持这种"扫描"状态。(复习第三章中学过的技巧。) 让自己感受想要抵制目前处境的一切。坐下来,站起来,走一走,或者做任何能让自己开心的事,并同时去感受。留意自己的身体感觉有什么变化。写下你的感受。

坚持就会有回报

记住一点：当你有意识地想要去感受自己的身体感觉时，反而很难感觉到什么，尤其是在你习惯逃避自己真实情绪的情况下。童年时期，你不止一次地经历过情感上的不知所措，导致了你身体与情绪联系的断开。你不再能够直面自己的真实情绪。这种感觉的丧失等于自我意识的丧失。这就是为什么你只能与非常强烈的情绪建立联系。

不要回避，不要动

你必须要学会包容自己曾经逃避过的身体感觉，这意味着在与自己建立联系的过程中，你不能站起来扫地（奇怪的是，你可能会发现自己在不知不觉中已经起身去扫地了）。童年时期，情感创伤带给你身体的感觉是极端痛苦的，你在幸福和绝望之间摇摆。通过不断发展的意识和自我接受，你现在明白了一点：情绪不会置你于死地。当你越来越善于去感受自己的情绪时，你身体上和情绪上的不适感就会减轻。

你每经历一次情绪探索（且结束后发现自己挺过来了），就会变得更加轻松。这意味着你已经能够克制自己想逃避的冲动了：以前的你会跑着逃避，现在的你可以稳坐钓鱼台了。

你会经常忽视或逃避某些事情吗？例如，闹钟响了，你知道自己必须起床，但你忽视这个想法，然后继续打盹。又或者，你起床了，但不愿意开始新的一天？还有，你坐在沙发上，面前的咖啡桌上放着用过的盘子，但你就是不想把它放到水槽里，这种抗拒会持续多久？

当你开始关注自己的忽视或抗拒行为时，就会注意到自己身体的感觉。这种不好的身体感觉会留在你的心里。但是，不采取措施处理那些烦心事会让你产生焦虑。你需要直面自己忽视的东西。这会让你感到不适，而打破忽视这个习惯也会让你感到不适。

我向你保证，让自己感到不适且处理自己过去忽视的事情，会转变成一种联系。经历过不适，你才能真正感受到生活的脉动。不适感一旦过去，你就会获得情感上的自由，会更开心。这真的就像一个奇迹，你越是让自己经历不适和改变，就越会感到开心。

第十一章
第8步——开始感受自己的真实情绪

感受自己的真实情绪要先从打破僵化的规则、拥有真正的界限开始。规则属于他人。如前所述，界限关系到我们如何对待自己的方式。如果我们想得到他人的善待，那么必须先善待自己。

本章将帮助你克服恐惧（特别是害怕失去、害怕被拒绝），彻底拆除你的情绪防护墙，鼓起勇气，承担更多的情绪风险。

让自己自由自在

与自己的情绪重新建立联系的关键在于你自己。你要尊重自己，不要只盯着自己做过什么，而要将自己作为重要的人来对待。这不是说要使用武力或是要说服任何人去做某事，更不是要成为一个坏人，而是要善良、开放、富有同情心。

从理论上讲，这听起来都是很简单的生活方式，但实施起来却是另一回事。这就是为什么你与自己的情绪重新建立联系十分重要。当你与自己建立联系时，你与他人建立关系的过程也就容易多了。同时，过你想要的生活也变得更容易，因为通过了解自己，你会发现一些"固执"的欲望，你不会仅仅因为他人的排斥就轻易摆脱或减少这些欲望。

我把人们感受自己情绪的过程看作是重新连接孩童时期被切断的电线。力量来源于完整的情绪，这意味着你需要接受那些支离破碎的情绪。从现在起就接受吧。

你可以深入探索，找到自己的消极信念及其给你的消极暗示，通过结合情绪与行动来改变自己的生活。这不是要抛弃你的一部分自我，而是要重新整合之前曾遭到否定的部分，给它们空间、让它们发声。你会发现，一段时间后，恐惧将不再是主要的声音，也不再是那个你脑海中的批评家。这个过程关乎如何开始真正的生活。

孩童时期的你都否定了自己的什么？曾经，你在笑得很大声的时候，是否听到内心有个声音告诉你："不能笑得那么大声。"或是内心有个声音告诉你："你好黏人""你真喜欢埋怨""你看起来很开心""你好颓废""你真胖""你真严肃、冷漠、吝啬、恶毒……"。我曾经让我的一些客户把"我害怕太……"这句话补充完整，他们的回答有："我话比较少，不怎么与他人接触，但我家的其他人都很外向、很健谈。我学会了强迫自己假装外向。""我的家人似乎会给不能自立的孩子更多的赞扬、关心和关注。""以前，我话太多、太兴奋、精力太充沛，也太过冲动和古怪。所以，人们总是告诉我，我需要冷静一点。现在我是一个成年人了，人们却又说我太严肃了。我不知道如何才能开心和放松。"我对这些回答并不感到惊讶。

请注意他们回答的共同点：如果他们生活中的权威人物不认可他们身上的某些特质或某个方面，他们就会否定这些方面。保持情绪完整的关键是重新整合这些部分，找出你一直在否定自己的哪些方面。

像成年人一样说出自己的真实感受，直面自己的情绪

对他人说出自己的真实感受并不是告诉对方他们是坏人。当你让他人对你的行为负责，而不是自己负责时，你可能会发现自己对他们的看法积压已久。也许在这些看法中有许多伤害

和痛苦，但看法不是事实，而是你的经历（因为形成某种看法是你的选择）。你选择了进入当下的情境。如果你和恋人的关系出现了问题，那么你必须问问自己：为什么选择走到了这一步？

说出自己真情实感的能力来自你的内心。这么做仍然是对自己的言行和选择负责，而不是为了得到你想要的东西而不断攻击他人。一位客户曾对我说："如果你是唯一在努力的那个人怎么办？我经常跟我的恋人分享自己的真实想法，但他／她的付出也太少了，总是吊我胃口，似乎'施舍'给我的东西只要不至于让我愤然离开就可以了。难道他／她不应该努力赶上我吗？"

我听到这样的问题时总会反问对方一些问题。首先，为什么你要在一段不对等的关系中付出努力？问这个问题的目的不是用他们的感受来斥责恋人，而是让他们更深入地观察，看看是什么促使他们选择在一段不对等的关系中付出努力。他们不仅要明白自己为什么处于这种关系中，还要明白通过告诉对方该做什么来发现自己想要得到什么。

人们总是把"付出终有回报"奉为圭臬，好像只要你努力做某事，别人就一定会奖励你。我不想告诉你真相（真相很残忍），但事实是，人们可以选择做什么或不做什么。如果你为了达到自己的目的而使用"拼命工作、过度补偿、过度付出、讨好他人"及所有与之相关的策略，那么这都是一种操纵和施加压力的做法。你无法强迫他人遵循你的意愿。这种方式不起作用，反而会把事情搞砸。你可能是出于自己的不安全感而去竭力强迫他人。

相反，你必须了解自己的真实感受。你的真实感受可能是："我选择进入了一段双方其实并不真正合拍的关系。我没有关注自己的部分，只是在看对方做了什么或没有做什么。我需要了解自己为何总是让你做这做那，这种感觉像是在操控他人。老实说，我必须更深入地探索，反思我们的关系为什么是这样。当我审视内心时，我感觉自己内心很空虚。我意识到，其实我一直想让对方填补自己不愿填补的内心空白。"

然后，你可以采取任何必要的行动。"我不会再让自己经常感觉这么累了。这个过程需要时间，但我会停止过度付出，不会再期望或强迫对方去做什么了。"从这个人此时的状态来看（真诚、坦诚、开放），上面这段话基本上就是主人公在诉说自己在当前恋爱关系中的真实感受，表现出了情绪上的成熟。对自己言行负责的成年人会接触到自己的真实情绪，因为他们明白什么是责任。这一点很重要。你的整个世界会由此变得不同。

脆弱是一种生活方式

你需要展现自己脆弱的一面才能诚实地说出自己的感受、情绪以及动机。大多数人觉得展现自己的脆弱是一件很困难的事情。

脆弱到底是什么？为什么这么可怕？有时人们认为脆弱意味着无能为力或者总要当受气包。有些人认为他人要先展示出脆弱的一面："先向我展示你的脆弱，然后我再来。"

脆弱意味着认识未经过滤的真相，不隐瞒自己真正的感受，并能够分享自己的感受。脆弱让人觉得不安全，所以你会像屁股着了火一样逃离脆弱。

脆弱和过度分享完全不同。过度分享是因为感觉自己是受害者，想要他人可怜自己或尝试获得认可。这是一种操纵行为，因为你想从别人那里得到某些东西。脆弱是开放和诚实，不是过度分享，也不依赖分享的结果。你仅仅是因为有真实的感受才去分享，例如："我喜欢你""我不敢承认我害怕""我不明白，你能再给我解释一下吗"。

假如你是一个正在约会的女士，你的约会对象说了一句你不赞同的话。也许他说了一句针对孩子的轻蔑的话，而家庭是你非常珍视和想要的东西。你什么也没说，因为你害怕他会不喜欢你。你一直和他约会，他又说起孩子是如何破坏婚恋关系的。你继续咬舌头，但现在感觉更糟了。起初你以为可以掩饰自己的感受，你不想承认自己和他的价值体系不同。你害怕说了实话他会离开你。但是如果你说出来，也许你会发现，他第一次跟你约会时这么说是因为他以前约会提到孩子这个话题时，他当时的约会对象都会慌忙逃开。如果你不冒这个风险去说出自己的想法或展现自己的脆弱，那么你永远不会知道他的真实想法。问题是，无论结果如何，如果你曾经脆弱过，你会感到更有力量。如果你想继续和他约会，你肯定会决定说出自己的真实想法、表现出自己的脆弱。

脆弱很重要，因为如果你不和对方分享感受，你们的关系就很难保持良好或稳定。如果你觉得自己的感受对自己来说并不重要，那么别人又如何会觉得它很重要呢？如果你隐藏自己的感受，害怕别人评判你，你就会感觉很糟，因为你没有说出来的那些话总会像一股暗流在心中涌动。

在一段关系中，表现出脆弱的一方就是处于强势地位的一方。这可以从安吉的例子中看出。

安吉和汤姆结婚 20 年了。当他晚上下班后很晚才回家时，妻子经常不跟他说话。他还常常在孩子们的游戏和其他活动中迟到。妻子觉得很累，也觉得丈夫不可原谅。这与她母亲对她父亲的看法一样。汤姆逐渐习惯了妻子的沉默和冷淡。但他不喜欢这样，他把自己的感受归咎于妻子。两人互相指责，没有一个人敞开心扉或愿意示弱，这使他们陷入僵局。

我为他们分别提供了咨询。一段时间后，他们都开始对自己的言行和感受负责。这意味着他们之间不再相互责怪，而是承担所有的责任、表达自己的真实感受。他们也发现示弱不再像以前那么困难了。他们第一次开始在生活中建立起情感上的亲密关系。

害怕展现自己脆弱的一面会引起一系列负面行为。例如，疏远、决裂、吝啬、期望回报、怨恨或希望他人能改变，等等。选择坦诚、敢于示弱其实并不困难，但对很多人来说，这首先需要他们摆脱掩盖自身脆弱的行为。

诚实可能会让你觉得自己在冒着巨大的风险，尤其是当你觉得对方不在乎或可能会利用你的诚实来对付你时，你会想："如果对方先展示自己脆弱的一面，我也完全愿意这么做，因为那样我就能控制局面了。"

从这个想法出发，你在保持一切不变的同时，又希望会发生改变。你可能既抱有恐惧又怀有希望。

说出自己的真实感受并不是要确保他人先说，也不是希望他人会接受你说的话。这都不是重点；重点是要表达你的真实想法。当你觉得自己需要他人的配合才能判断自己要说什么、什么时候说时，你就是他人的受害者。这可能是你小时候就做过的事情，因为你需要确保父母认同你的感受。很多人知道这样做不好。由于之前有过被否定的经历，所以你无法确定自己所说的话会受到认可。

无论你说的话是否会被认可，这都不会改变你内心深处的感受，但这可能会让你对另一个人的言行产生应激反应（如你所知，"反应"不是事实）。让你产生激烈情绪反应的诱因往往是外部因素，这种情况下的你往往会试图在情绪上战胜某人，或者用长篇大论回答一个简单的问题。例如："不，我才不要吃该死的热狗！我讨厌热狗，我一个不爱吃热狗的人为什么还要考虑在热狗里面放什么调味酱呢？！"与其做出反应，不如做出回应。回应他人就是考虑他们正在说什么，你认为什么对自己有用。这不是为了做出反应，也不仅仅是为了和睦相处。如果你真的不喜欢热狗，那么就不会考虑给热狗放芥末或其他调味酱，而是直接说："给我来一个椒盐卷饼，谢谢。"

如果你正在和某人约会，你可能不会把自己的心思告诉对方，以免吓跑人家。如果对方确实是你一生的挚爱，即使你们的感受不同，他／她也不会离开，而且很可能会欣赏你的诚实。让自己以这种方式与对方相处会改变一切。当你意识到自己喜欢某人时，你可以说："我真的很开心！我喜欢你！"如果你已经是个成年人了，那么态度暧昧或吊人胃口的做派都没有吸引力。那些对这种暧昧行为做出回应的人通常自己就是情感回避者，他们可能不需要深度了解对方或不想建立情感上的联系，而只是暂时想要有人陪伴罢了。退缩不是建立联系的方式。只有当你说出自己的真实感受之后，才能与他人建立联系。

像冠军一样处理失望

人们认为有很多情况自己无法处理，例如：

- 与恋人分手。
- 失去某人、地位、金钱、工作等。
- 失败。
- 被批评。
- 负面情绪对自己的伤害。

- 独处。
- 被人看到真实的一面（可能是"软弱"或"不够好"）。

在上述情况中，所有的表述都有一个共同的主题：失望。

对失望的恐惧使你无法前进。与之相反的是情绪韧性，即你相信自己能够处理生活抛给你的任何事情。这不是要避免失望，而是要体验失望，知道你会没事。让"情绪韧性"这个词深入人心。

这是情绪成长的一个巨大转折点。一旦你有了情绪韧性，就能够承担从前阻碍自己前进的风险，就能获得情绪自由了。相信我，你会喜欢这种状态的。情绪韧性和情绪自由相辅相成。

所有的自爱和关心自己的情绪的行动都会提升你的情绪韧性。你会发现，与自己的情绪建立联系，哪怕是一点点联系，都会让你更从容地处理生活带来的麻烦。你可能不会立即看到结果，但通常会在失望出现时看到结果，你会意识到失望将不再以同样的方式影响你。你会发现，自己能更好地应对失望，不会再有疲惫、抑郁，也不会浪费时间去考虑生活中那些"应该、可能、将要发生的事"。

拥有了情绪韧性，你就会发现自己不再为不喜欢或不想要的东西筑起情绪防护墙。"避免或试图保护自己陷入恐惧的感觉或环境"将不再是影响你采取某种行动的出发点。你会发现曾经让你感到害怕的大部分东西其实一点儿也不可怕，这会让你在事情进展情况与自己的预期不同时能够从容应对一切。

不再执着于结果会让你不再时刻关注某件事情是否完全符合自己的预期。当你明白生活中最重要的东西是什么时（例如，爱、幸福、乐趣、情绪舒展、用心体验生活），你会发现"万事是否如意"并不是生活的目标。当生活顺其自然、你可以自由做自己时，你就不再想要或需要步步为营，不再需要继续逃避或强迫他人按自己的意愿行事。

举个例子。假设你怀疑现在的恋人想和你分手。过去，你会竭尽全力让恋人相信你非常优秀。这一次，当你感觉到恋人正在疏远你时，你会问自己："我到底怎么了？我感觉如何？在这段关系中，我与对方建立联系了吗？这段关系对我有益吗？"当你诚实地回答这些问题时可能会发现自己一直隐藏着的真实感受，因为你害怕会失去什么。现在你决定说出自己的真实感受。你告诉了恋人，说最近感觉你们有点疏远，当然也要问对方对自己最近的行为感觉如何。例如，对方看起来像一只关在笼子里的鸟儿，想要飞出去。也许对方会告诉你他 / 她并不快乐或类似的事情。你只是坐着倾听，没有打断，也没有告诉对方你的想法。你注意到，自己并不紧张，你觉得没有必要引导对方说话。你感觉很好。在倾听的过程中，如果对方有时说得不够清楚，你可以介入或帮助其重新措辞，以更好地理解。例如："听上去你不太开心，你也并不想为这段关系付出。这不是我想要或喜欢的结果，但我听你的意思是，你想结束这段关系，是这样吗？"假设对方说："是的。"

　　你可能会感觉非常难受，但同时你会有一种平和的感觉。恋人的回答非常令人失望，但同时你感觉更好了，因为你并不是在试图逃避什么，也不是在绞尽脑汁地猜恋人现在想要什么。一切都非常清晰了，这种清晰可以让你应对自己的情绪，没有了以往让你分心的事情（例如，担心恋人伤心、找出不该分手的原因，或后悔自己过去本应该付出而没有付出的其他努力）。现在，你会处理好自己的情绪，真正感受自己的情绪，然后开始生活的新篇章。你会直面现实，不会幻想恋人会改变主意。你会脚踏实地处理好眼前的一切。不久，你就会意识到自己感觉良好。尽管不免有点难过，但你真的会感觉很好。

　　这就是情绪韧性。它来自于克服恐惧，而不是试图扩大控制；

让生活顺其自然，让他人做自己的事情，同时你也要非常清楚正在发生的事情。你知道，"这也会过去的。"当你拥有了情绪韧性，生活就会出现奇迹。

我自己就经历了这样的转变。以前，我认识的每一个处于健康关系的人都会说："我爱这个男人，他太棒了。但如果我们之间出现了问题要分手，我还是会没事的。"我当时认为这是负面的想法，好像他们并不是那么爱自己的伴侣。这让我很困惑，因为我看到这些人坚定、快乐，我也希望有一天能有这样的感受。我开始关注自己的言行和情绪的一致性，以及坚持直面自己的情绪，想看看这些是否对情绪韧性起了作用。

是的，的确起了作用。

我更深入地探索了失望情绪及其对自己生活的影响。我还必须直面自己对于找恋人抱有的执念，总担心不会再遇到更合适的人了。多年来我一直在情感上依恋男朋友马特；他实际上极大地帮助我在情绪方面走向了成熟。他帮助我克服了失望、执念及很多其他情绪问题。因此，我能够更加勇敢地对马特说出我的真实感受，而且每次他都没有离开（我曾害怕他离开），这让我变得更加坚强。

我还注意到失望并没有将我击垮。当事情没有尽如我意时，我仍然可以应对。当我想和他说话时，我决定采取和意愿一致的行动——联系他，而不是玩猜心思的游戏。即使在我想逃避的时候，不管他表现如何，我总会直面一切并保持开放的心态。我知道不管他做什么，我都会没事。

马特跟我分手一年后又回了我的身边。我感受到的是失望情绪，因为我知道和他在一起自己不会开心，但我并没有越陷越深、无法自拔。为了弄清楚彼此的真实想法，我和他一起聊了几个小时，以免做出草率的决定。大约一个月后，我确定了我和他并不合适。那段时间的考虑让我明白，我不再想要这段关系了。过去常常持续几天甚至几周的可怕的失望情绪，现在只持续了几个小时。我感到心情畅快，也明白了他不是我生命中想要的那个人。我已经开始完全信任自己的判断，成为自己最好的朋友。

真正爱自己

你能够对自己完全坦诚的时候，你就与自己建立了一种紧密联系。你不会通过编造故事来欺骗自己，而是选择直面生活中的一切。诚实待己和感受自己的情绪是打开自爱之门的钥匙。

这扇门通往一段真诚的关系，这段关系会为你生活中的其他所有关系设定一个标准：这是你与自己建立的关系。

自爱不仅是停止那些与真实的自我相悖的行为，还包括让自己坦然地做出正确的选择，让自己活在当下（而不是活在还没有发生的未来）。你会发现自己在所有的社交活动中都将变得更加从容了，因为你不再对自己或他人抱有像从前那样的期望。

这些是我在自己的生活中发现的。尽管我永远不会是一个完全外向的人，但我不再害怕社交。相反，我让周围发生的一切顺其自然，相信自己在这些事情中会尽可能地做自己。见到别人不再让我感到紧张，因为我不再那么努力地想变成人们所说的那样："你很好，你与大家融为一体了，没有人会注意到你很奇怪。"如果人们认为我很奇怪，我一点也不在乎，因此我不再把人们的看法当作自己行动的指南。

你也会发现，如果你爱自己，当你想表达否定意见时，你不再会违心地说"好"，然后去牺牲自己的价值。如果你确实要说"好"，那么你是在对所发生的事情非常清楚的前提下真心想答应做某事，而不是通过编故事来让自己觉得过得去。如果遇到失望，你会在当场处理情绪，而不是把它留到以后。你不会浪费时间去把无用的东西变成有用的东西。你值得过上更好的生活，而理想的生活就是当下的生活。这就是你所热爱的生活，因为你爱自己。你也能感觉到自己过上了更好的生活。

你可能会觉得自己是个超级明星。你努力工作就是为了成为明星。你聪明、幽默，无论你是单身还是在恋爱中，每个人都认为你很有吸引力。朋友们无法理解你为什么不快乐，你自己也不清楚原因。问题是，你总是忙于隐藏真实的自己。如果你觉得真实的自己无法获得幸福，你就会尝试成为一个不同的人，也就是你在生活中扮演的角色。拥有不安全型依恋的人很容易出现这种情况。

你拼命工作，想成为一个超级明星，一个你认为所有人都会喜欢的超级明星。这是一个不断获得认可的过程，而认可永远不会持续，所以你不断想出新的策略来打造和维护这个人设，让自己越陷越深。

你一面对自己生气，一面又想知道为什么得不到自己想要的。你在真实和虚假的自我之间来回穿梭，甚至没有意识到你在穿梭其中。如果你活得不真实，就很难感到快乐。

自爱就是停止为了获得认可而做出的每一次表演。表演会让你活得很累，而且不会有任何积极作用。

力量源自内心，而非蜥蜴脑

拥有力量就是从内心真正拥有一切。当你从内心感受自我时，你会有不同的感觉。我让很多客户闭上眼睛、专注自己的心脏区域，然后他们就会感受到一种联系。如果他们全神贯注却什么也没感觉到，我建议他们留意一下在想到自己最喜欢的动物、无条件去爱的人时会有什么感觉。这种感觉通常是温暖、强烈的，是温柔的爱。当你感受到这种感觉并审视自己的生活时会有一个完全不同的视角。很多问题看起来并没有那么严峻，大多数沉重的事情都会变得不那么沉重。这真的是发自内心的力量。

本书中描述的练习可以让你回归自己的内心，自己做出选择，同时体验这种感觉。好的选择不是出于恐惧而做出来的，而是在自己充满力量的状态下做出来的。当你有这种感觉时，就会与真实的自己建立联系。这是一条直线连接。如果你没有克服障碍，那么将很难有这种感觉。太多由于恐惧而导致的问题会困扰你："如果发生这种情况怎么办？""如果发生那种情况怎么办？""我会得到自己想要的吗？"这会使你无法真正清楚地了解自己。深入感受身体的感觉（例如，幸福、快乐和爱）能让你更轻松地摆脱内心的恐惧。以下练习将帮助你做到这一点。

练习：　　　　　　**用心做选择**

做这个练习时不需要带着日志，只需按照这些步骤做即可，然后就可以感受到用心做选择的感觉。

1. 闭上眼睛。

2. 将注意力集中在胸腔。

3. 回想一只宠物、一个孩子或你的祖父母（任何一个你无条件爱着的人或宠物）。

4. 专注于心脏区域，感受胸腔的温暖、舒展和放松感。

5. 现在，睁开眼睛，请继续关注这种感觉。几分钟前有这种感觉还很难，现在你能在保持这种感觉的状态下做出选择吗？

6. 每当你想感受无条件的爱的时候，都可以做这个练习。

从现在开始，感受自己的真实情绪

了解了所有你应该停止做的事情后，你会发现自己会更容易感受到这些情绪。你可能已经花了时间去感受自己的应激情绪。你可能感到自己似乎困在一个和以前感觉相同的圈子里，但事实并非如此。现在你可以深入探索这些情绪了。

当你带着自己的情绪坐下后，无论是应激情绪本身，还是身体的疼痛或紧张感，你都会注意到这些情绪都渴望你感受到它们。关注这些情绪，探索与它们相关联的东西。如果你在跳舞，有人绊倒了你，导致你扭伤了脚踝，你会产生应激情绪。这是一个从内心感受情绪的好时机，不要阻挡自己的情绪和感受，要专注于生理或心理上的痛苦。这会让你打破一种模式，然后做出改变。

你也可以感受这些情绪，深入感受情绪的开始，在脑海中回放最初的场景。我的一位客户经常感到焦虑和紧张。我让她闭上眼睛，感受自己的情绪。她专注于腹部的感觉。我问她感受到了哪些情绪，她说"难过"和"孤独"。我问她："你还记得第一次有这种感觉是什么场景吗？你第一眼看到的是什么？"

她说："这太傻了。"

"你看到了什么？"

她说她看到了自己的手，她在摆弄拇指。我问她当时的地点，她说自己坐在保姆家的门廊下。我问她为什么坐在那里，她说自己在等保姆开门。我问她身边是否还有别人，她说她和弟弟在一起。我问她时间，她说大约是早上6点钟。我问她当时的年龄，她说自己5岁，弟弟4岁。我问她为什么，她说她妈妈必须去上班，所以就经常把他们放在保姆家，而保姆要到7点钟才开门。她感到孤独，觉得妈妈抛弃了她。此外，那个保姆并不喜欢这两个孩子，还会虐待他们。她觉得自己不能抱怨，因为她妈妈工作时间很长，总是很累、很烦躁。她一直担心失去男朋友，现在她意识到自己其实是害怕独处。如果失去男朋友，她会觉得好像没有人关心自己，这就像当年她坐在门廊下的感觉。

我问她是否有办法重构一个场景，让它成为自己的力量源泉，从中汲取力量（通常小孩子不会理解这一点，但成年人可以）。在创造的这个场景中，她看到自己和弟弟坐在门廊，她决定从书包里拿出蜡笔和纸，画出自己的感受。她让弟弟和她一起画。然后，她画出自己被爱和感到快乐的画面。她感觉很好。她还画了与朋友在一起的画面。她感受到了爱，在对过去场景的重构中，她感到更坚强了，悲伤和孤独感减少了。她觉得自己有了更多力量来对付保姆，她不再害怕保姆，开始变得更加自信。

看到自己获得力量的整个过程改变了她回首往事时的感受，她也有了今后继续前进的动力。当然，这不是一蹴而就的，鼓起勇气做出改变需要时间。她做出的改变还包括最终离开了让自己不开心的那段关系。做出改变后，她感觉到了自己内心的力量和平静。这得益于她能够直面自己的情绪，能从过去的事件中获得内心深处隐藏的感受，并对这些感受进行重构。

以下是本书最后送给你的一些小技巧：

- 与自己内心的声音建立联系，找到自己真正想要的东西，不要再在外面找线索。

- 表现出自己脆弱的一面是指敢于表达自己的真实感受，这是我们尊重自己感受的方式。做到这一点并不容易。

- 现在就说出你的真实感受（没有更晚的截止日期了）。你现在只能说自己的真情实感，不能谈论未来，因为你不知道未来如何，你必须活在当下。

- 从对自己负责的角度出发去做选择。深入观察，找出自己身在此处的动机。这也是你说话和行动的立场。

- 行动不仅仅是用语言说出来，你还必须向前迈出积极的一步。（例如，几年前，我曾处于一段糟糕的关系当中。我想去上雕塑课，但有很多障碍。上这门课对我来说真的很难，但我最终还是去上课了。）你还在阻止自己做哪些积极的事情？放手去做吧！

- 当你害怕失去时，敢于来一次情绪冒险，阻止自己筑起情绪防护墙。直面恐惧需要勇气。如果没有带着恐惧行动，一切都不会真正发生改变。

- 情绪冒险是改变我们潜意识中的消极信念的关键。改变我们在某种情况下的既有行为模式会令人不舒服，但如果你坚持下去，一定会有惊奇发现。

最后是一些快速提示、问题和任务。

- 当你感到困惑时，看看你害怕谈论或承认什么。对于你正在避免的事情，你的恐惧是什么？是害怕被拒绝、害怕被抛弃，还是害怕自己显得愚蠢或软弱？遵循自己的既有行为模式时，你知道会发生什么。说一些让自己表现出脆弱的话可能会让你觉得自己给了他人某个攻击你的把柄。事实并非如此。恰恰相反，这么做是勇敢的表现，而且说明你尊重自己的感受。如果你不尊重自己的感受，还有谁会呢？

- 问问你想要隐藏的动机是什么。是什么让你这么害怕？深入探索这些恐惧，你会发现是过去的一些事情让你觉得敞开心扉是危险的做法。

- 每次迈出一小步，找到并直面你认为自己身上那些不可接受或他人会评判的特质或方面。当你向他人敞开心扉时，如果对方没有被吓跑，你就应该自我反省："如果他人并不会因此而评判我，我为什么要评判自己？"你将开始消除恐惧，并了解恐惧的来源。

- 想想那些让你感到恐惧或失望的情境。问问自己，你认为自己无法应对的是什么？

- 朝着你认为自己无法应对的方向迈出一步，这会令你感到不舒服。开始找工作，或者开始向恋人说出自己的真实感受。慢慢地，你会发现你并没有被击倒。

- 坚持这样做，你就会建立情绪韧性。

结　语

学会热爱生活

当你不为"美好生活"制定太多限定条件或要求生活看起来必须是什么样子时，学会热爱生活会更容易。如果我现在还像上大学时那么瘦，年收入高达 7 位数，坐拥 3 套房产，我就一定会热爱生活吗？完全不是这样。也许你会认为这些成就会给自己热爱生活的力量，但事实是，热爱生活与外界因素无关。

你热爱生活是因为自己做出了热爱生活这个决定。这是一个感性的决定，你热爱自己拥有的一切，而不是总想着自己还没有拥有什么。很多人努力达到他们认为的"人生巅峰"，结果却发现他们到达那里后感觉和平时并没有任何不同。这会带给他们极大的失望、沮丧或挫败感，因为他们曾经期待着到达巅峰时刻会有多么的美妙，而当他们真正到达那里时却没有特别的感觉。

读完本书，做过书中的各种练习之后，你应该能感觉到自己经历了一种由外向内的转变，能够越来越清楚地认识到：精彩的生活是基于你自己的感受，而不是生活看起来是什么样子的。

在自己的言行方面，你必须了解，内心比外在更重要。你可以将这一点运用于任何情况下。有些人可能对你的选择不满意，但那毕竟是你做出的选择，与他人无关。你必须坦诚面对他人对你的决定的影响。你可能会选择别人的选择，可能会否定自己，但你要坦诚面对自己，不要试图通过编造故事来欺骗自己。这一步不是要你保持完美，而是要允许自己不完美，并学会接受不完美的自己。你无须去他处寻找幸福，而是需要接受自己：尽管你会把事情搞砸，但你依然精彩、可爱。

如果你的内心发生了变化，你就会很快发现外部世界会跟着发生变化，而且变化的速度惊人，正所谓"当你决定拼搏的时候，全世界都会为你让路"。当你暂时跳出自己的理智层面而进入感性层面、与真实的自我建立联系时，你可能会发现自己像小孩子一样兴奋、忘乎所以。你会觉得不确定性就像是在期待一个惊喜，因为你内心深处会知道自己正在改变，而你也会坦然地让这种改变进行下去。

这本书涵盖了所有妨碍你追求幸福的方式。为什么你会压抑自己的快乐？你可以做些什么来感受快乐，并尽快让快乐成为你生活的一部分？一切只需要一个承诺：不要总是幻想自己应该去哪里。你就在这里，活在当下，自在做自己。随着你的成长，外界也会改变。

即使你不完美，也要坚持做自己喜欢的选择

很多人通过追求完美来掩饰自己的焦虑。正如你所知，追求完美就是选择想方设法折磨自己。快乐的人会把事情搞砸；悲伤的人也会把事情搞砸；每个人都会把事情搞砸，包括你。欢迎来到"不完美人类俱乐部"。这个俱乐部有很多成员，我们的宣言是"即使不完美，也要快乐"。这包括以快乐（而不是恐惧）为出发点来为真实的自己做出选择。

通往幸福的道路不是因为自己的缺点而惩罚自己，也不是让自己达到别人的成就标准。这是你在接受自我的前提下所做出的选择。我一直以此为出发点来做选择。我不会在别人期望的基础上做出选择，因为这太难了。有一天你也会像我一样，为自己做出开心的选择。你会更清楚地看到，基于期望（无论是你自己的还是别人的）去做选择非常可怕，这会让你活得很累。

不过，好消息是，随着你越来越习惯为自己做出选择，你曾经的选择方式将变得越来越困难。

当你出于自爱做出选择时，另一件有趣的事情也会发生：你脑袋里一直跟自己争论的那个声音消失了。那个让你不断焦虑、总认为自己不够好的批评声音会戛然而止，你的内心会变得更安静、更平静。

我们都会有来自生活的恐惧和情绪包袱。没有人能毫发无损地逃脱，但你要把这些恐惧和情绪包袱从驾驶座上拿出来，不，从前排座椅上拿出来。你不必摆脱它，只需接受它的存在。没错，尽管你把事情搞砸了，但你依然很可爱。你不会变得完美。

无论你是否有一个快乐的童年，有了本书的帮助，你都对自己的选择会更有信心。做选择时，注意自己身体的感受。你感觉到了什么？是恐惧吗？如果你感到恐惧，你是否在试图逃避这种情绪或你可能害怕的东西？或是你在因为做一个符合自己真实意愿的选择而感到害怕？后者显然是你要努力的方向，而前者是现状（即不惜一切代价逃避恐惧）。

这里的诀窍是：你怕什么就选择什么，这样你就不会逃避。逃避本身就是一个情绪包袱。你越不去逃避，就越是愿意接受生活带给你的一切。

不论是你做出了不符合自己预期的选择（很少有任何选择完全正确），还是你生活中的某个人让你很失望（因为他们的表现没有达到你的期望），依据自己真实的内心做出选择会给予你敢于让一切顺其自然的情绪韧性。

让自己放松是关键。这并不是让你变得懒惰或草率，而是让你意识到痛责自己是多么无用。你可以试着让自己成为自己心目中理想的样子，然后采取一种新的行动来达到目标，但失败时你也可以说："算了，我还是带着自己的情绪包袱吧！做原先的自己也没什么大不了。"这种接受是自由的，它会给你更多的能量。你会更快乐，因为自己不再那么紧张了，也不再担心别人会怎么想。

以下是一些帮助你更好地接纳自己的小技巧：

1. 看看你在痛责自己的哪些方面。听听你对自己的看法，你觉得自己有哪些失败或糟糕的地方，在哪些方面是个失败者，等等。

2. 问问自己是否能接纳这样的自己，是否能接受你成为自己内心的批评家一直在指责或嫌弃的那个人。

3. 注意，你脑海中还有一个声音站在你这边说："等等，我并不是很糟啊"，然后列出你的成就。这引起了内心斗争。

4. 举起白旗投降。停止内心斗争，接受这个事实吧：你一面感觉很好，另一面又感觉很糟。两者都不能定义你是谁。不要为这两个声音中的任何一个加油。不要试图让人惊喜或总想给别人留下深刻印象。不要跟糟糕的那个声音斗争，这其实是在给它能量。

相信自己、相信生命、相信宇宙

大多数人都会将投降和放弃联系在一起。我所说的举白旗投降并不是放弃，而只是放弃抵抗，因为那种强硬的抵抗只是让你钻了牛角尖：固执地要求生活必须按你期望的某种特定方式展开。相反，投降只是说，"也许有另外一条我以前从未走过的路，或许这正是我生活中所追求的，只是它看起来与自己所期望的不同。"

我与男朋友刚认识的时候，我不知道他是不是那个与我共度余生的伴侣，所以我说服自己投降，选择充分相信自己，并相信生活会告诉我正走向何方。这个过程很不容易。但事实证明，生活的确是这么做的。如果当初我没有投降，我可能现在还是单身。

当时的投降意味着我不知道跟自己约会的是一个什么样子的人，不确定他是我的真命天子还是萍水相逢的路人。但我没有再去思考这些问题，而是让事情顺其自然。我知道，当自己这么做的时候，可以相信自己正在经历一段不同的旅程，因为它一直在变化。我会为约会做好准备，我能感觉到恐惧，我能感觉到自己迫切地想保持封闭。我发现，通过让自己停下来，能感觉到脚踏实地，让事情按照它们本身的轨迹发生，自己也可以开始享受生活了。

我过去常常通过看某人的相亲资料来预测约会的结果。我脑子里会编造出一个故事。当我投降的时候，我放弃了那些故事，只是让事情保持原样，不加评判。约会时，我会让自己放松，保持这个状态。我没有紧张。我允许自己被拒绝，让事情自然地结束。

当然，我经历了失望，但我也发现自己可以放松下来了。这在极大程度上帮助我学会了信任自己。那就是你体会到生活的乐趣的地方。我开始以这样的状态约会后不久就遇到了我现在的丈夫。你不用对每个约会对象都抱有过多的期待。我在不断了解我自己，也知道迟早会有一个适合我的人出现，尽管我当时也不知道他是谁。但我认为这会是一个惊喜。当你屈服于当下，与生活和自己握手言和，选择信任生活、信任自己时，生活会变得更加美好。

没有安全感的人很难信任自己。这通常是因为他们在小时候做决定时受到了负面强化：惩罚、忽视、失去关注，等等。

这迫使他们去寻找规则，关注他人的言行并以此作为他们"应该"做什么的线索。因此，他们不相信自己会做正确的事情。他们指望通过某人或某事来安慰自己。因为他们无法信任自己，于是只能墨守成规、画地为牢，无法做出不同的选择，因为他们对未知充满恐惧。他们寻找规则，质疑自己，逃避做决定，怀疑自己是否能信任他人；即使有时做了决定，也常常不喜欢自己的决定。

我希望读完本书的你已经学会了如何以不同的方式做事。你已经明白，即使未知很可怕，你仍然可以朝着这个方向前进。在信任自己的前提下你能够做出更好的决定，这会带来更健康的关系、更好的机会、更少的焦虑和更多的乐趣。你不用再自我猜疑，不用在等待最后结果的焦虑中惶惶不可终日。

下面的几点建议会帮助你更好地信任自己：

1. 想想你觉得自己需要从别人那里得到什么。询问你的需求是否会让你更信任他们，减少焦虑。

2. 要意识到你不可能无缘无故地从别人那里得到自己所期望的东西。你必须承担某种风险。

3. 学会说出自己的真实感受，这很难，因为你必须了解真相，而不是一直跟随自己背负的教条。

4. 回望你做出的每一个选择，你都会发现自己没有被击倒。你将通过这种方式建立情绪韧性，这是信任自己的关键。

如果我犯了错误怎么办，拥抱它吧

犯了错误并不是世界末日。凡人都会犯错误，为什么不拥抱错误呢？记得把自己从黑白分明、条分缕析的生活思维中拉出来，因为这种思维将一切事物只分为对与错，且你必须进行二选一。

你可以选择走近自己的情绪，寻找真实的自我。在这里你会认识到自己可以接受错误。你会感觉更好。

以前我每次犯了错都会畏缩不前，想蜷缩成一团，因为自己没有准备好面对痛苦。随着我越来越勇敢地去跟自己想逃避的事情打交道，我就越能摆脱原有的思维模式，接受自己只是一个凡人。我开始拥抱自己的错误。虽然这看起来很傻，但它表明我至少在做一些事情：我还活着，我并没有因为没有做出选择而停滞不前。这很重要，因为我的感觉让自己变得更快乐，这是我之前从未有过的感觉。我意识到，只要活着，任何基于真实的自我做出的选择所导致的错误都不会有问题。没有什么比我既不能做出新的选择，也不能接受已经做出的选择及其后果更可怕的事了。

通常，我发现自己在匆忙中做出的选择是我必须要花时间去努力接受的，这些匆忙的选择可能会让我觉得自己犯了错误。当我慢下来，真正去感受到哪个方向对自己来说是最有意义的，这些选择通常不会带来很多问题。享受生活中的乐趣很重要，拥抱自己的错误也是享受生活的一种方式。

以下是一些帮助你更好地接受和拥抱错误的技巧：

1. 当你犯了错误并对此产生激烈情绪时，把注意力转向自己，问问自己内心被触发的是何种情绪。你有什么感觉？

2. 当你识别出该情绪后，想想它是如何影响你的生活的。如果是缺乏自我价值感，看看它会驱使你采取何种行为模式。如果你的错误影响了别人（让别人不开心），你是如何感觉到的？

3. 你可能难以接受这个错误，因为你习惯了别人犯错时表现得自以为是。接受你的消极信念，回想一下你为何会犯这个错误。问问自己："事情到此结束了吗？你能做的都做了吗？"认识到其他人也会犯错。当你认识到所有人都会犯错时，你就会开始同情自己。

真正的幸福

有趣的是，你可能没有意识到自己的生活在多大程度上受了"对幸福的恐惧"的影响。我多次提到过，幸福来自内心。

正如第四章所述，看看你生活中的恐惧，看看其中是否也有对幸福的恐惧。你的言行中有多少能够为自己带来幸福，又有多少成为你追求幸福路上的绊脚石？

对我来说，我曾经觉得生活的意义在于不断为自己制造挑战。我总是在有意抗拒幸福。我觉得自己必须努力、必须吃苦。别人似乎能通过按下某个按钮获得幸福，而那个按钮是我永远够不着的。

抗拒是对某些东西的应激反应，这意味着它不是先天行为，而是后天习得的，这意味着它可以被摒弃。当然，摒弃不是一件容易的事。

抗拒是获得幸福的障碍。抗拒意味着你不愿接受现实中的某些东西，或者说你拒绝接受事实。走出抗拒的办法是通过情绪连接和创造性行动，包括思想和言行上的创造力。

你在很多地方都能发现自己的抗拒。例如，在职场或与恋人的相处中。总有一些事情让你不开心（尤其是在你寻找不开心的时候）。如果你一直在抗拒周围的一切，你就是在为抗拒火上浇油。这种战斗状态让你只专注于战斗，无法给自己留出寻找和体验快乐的空间，而且你在这么做的时候通常意识不到自己在做什么。

抗拒就是在为自己设限：它会让你像往常一样苦苦挣扎，寻找可以改变的东西（即你抗拒的东西）。即使你真的如愿看到了自己期待的变化，这也只不过是为你提供一个新的舒适区，而无法带给你幸福。你会再次陷入熟悉的僵局：熟悉让你感到安全、舒适，但这种感觉不是幸福，因为对于蜥蜴脑来说，未知很可怕，但幸福恰恰是未知的。

当你发挥创造力时，自己的行为就会有很多选择。如果你不喜欢某个东西，创造性的行为会将你带向未知的地方。一切都在于你。如果你不喜欢别人做事的方式，你完全可以告诉对方。如果你不喜欢一段关系的进展，你可以重新考虑自己是否愿意继续走下去。在处理这些问题时，你可以通过采取有情绪风险的行动让自己获得创造性。

情感行动和创造性行动是同一件事，两者都源自内心、源自感觉、源自人更深层次的需求。这些行为会带你去你想去的地方。例如，当我发出真实信息或做对自己来说重要的事情时，我感觉很好。当我脆弱、冒险且不知道结果时，我感觉很好。从这个意义上讲，创造性的含义有别于艺术领域的"创意"（尽管它也可以应用于艺术），而意味着你以自己的真实内心为出发点创造了某种东西。

采取有情绪风险的行动可以让你自由、快乐。这很吓人，就像高台跳水一样，而一旦你跳下来，你会为自己做的这个决定而高兴。也许你不会立即感到高兴，但在某个时候，我保证你会感觉更好。

如果你内心感觉不舒服，这意味着你内心一直感觉不舒服。这种状态好吗？难道你不想要幸福和情绪自由吗？难道你不希望拥有健康、幸福的关系吗？如果你想获得幸福，就必须冒着风险去追求更好的东西。要克服对幸福的恐惧就意味着要冒着风险去迎接它。风险则意味着行动。

以下一些建议能够帮助你走出对幸福的恐惧：

1. 意识到你在生活中不能接受什么。列一个清单。"我不能接受他/她正在做某事。"当你不能接受别人的所作所为时，你就是在抗拒幸福，并生活在对幸福的恐惧中。

2. 为什么你不能接受这些？困难在哪里？如果选择接受，会有什么样的后果？接受并不意味着幸福。打个比方：你家的墙是绿色的，你不喜欢这个颜色，但如果你不动手重新粉刷，那么它永远都是绿色的。

3. 承担情绪风险，采取有创造性的言行。走出自己的舒适区。不要满足于得过且过。挑战自己，直面自己正在逃避的事情。一段时间后，你就会发现自己不再对幸福抱有恐惧，你也更愿意去承担风险。

欢迎加入新俱乐部，好神奇

是的，你并不完美。

欢迎来到俱乐部。耶！

你选择阅读本书一定是因为有什么痛苦的事情困扰着你。你可能会感到沉重，甚至焦虑。你已经尽了一切努力追求完美的结果，但都是徒劳。你可能会深感无奈："我错过了什么？我已经尽力了！"或者"我怎么成了现在这副模样？"

我现在问你：读完本书，你感受到什么变化了吗？你觉得生活中的可能性变了吗？如果你按本书中描述的方式去生活，你会感到很神奇。这是一个挑战，但它不像你过去遇到过的挑战。这个挑战在于你是否能做到感受和接受自己完整的、所有的情绪，是否能获得幸福。如果你接受了这个挑战，你会发现你可以过上那种生活。即使你按书中所说的做了一点点，你体验生活的方式也一定会不同于从前。如果你持续遵循本书的指引，你的内心就会感到更有活力，你也会拥有更多想与世界分享的东西。

　　这个"不完美人类俱乐部"没有内部规则，只有一句宣言：
"即使不完美，也要快乐！"成为"不完美人类俱乐部"的会员
要比成为"完美俱乐部"的会员容易得多。我们的俱乐部永远
不会用你的成就衡量你的价值，因为你会在对待自己的情绪方
面完成华丽转身，这本身就是最大的收获。在这里，你会遇见
真正的自己，那个曾经被隐藏的你。这是一件美丽的事情，我
亲爱的朋友！

致　谢

　　我想衷心感谢我的家人们：

　　我的丈夫大卫；我的孩子们：布兰登、泰勒、瑞安、惠特尼；我的继子：里基、马特、达斯汀；我的父母：罗杰、苏；我的弟弟罗伯特、弟妹艾尔西，以及侄子奥斯汀、舒勒；我的婆婆卢·安；夫家的其他亲人：约翰、保罗（感谢他们在我写作本书过程中给予的鼓励）；还有我们的爱犬沃尔菲！

　　感谢我的表姐劳拉多年来跟我在多次长距离散步和徒步旅行途中讨论这些话题。感谢我的表弟托里给予我的支持和书稿修改意见。感谢了不起的编辑帕特！也感谢我的客户、播客听众和读过我早期文章的读者。多年前你们就鼓励我出书，现在我做到了。我为你们所有人写了这本书——谢谢你们也成为我的英雄。感谢我多年来的朋友们和支持者：特里、雪莉、吉塞拉、辛迪、凯瑟琳、洛琳、谢莉、唐娜、黛比、玛丽莲、贾勒特、莫莉、叶杰拉、丹尼斯，以及其他我没有提到的人们——爱你们，谢谢你们！

　　最后，感谢我的教练团队：里根、科琳、罗莎琳德、麦克斯、帕姆、特蕾西、艾林、我的搭档南，他们在很多方面都提供了帮助！非常感谢我的经纪人玛丽莲，是她让这一切成为可能！

参考文献

1. Ainsworth, Mary D. "The Bowlby-Ainsworth Attachment Theory." *Behavioral and Brain Sciences* 1, no. 3 (1978): 436–438. https://doi.org/10.1017/s0140525x00075828.

2. Anagnostopoulos, Fotios, and Tzesiona Botse. "Exploring the Role of Neuroticism and Insecure Attachment in Health Anxiety, Safety-Seeking Behavior Engagement, and Medical Services Utilization." *SAGE Open* 6, no. 2 (2016). https://doi.org/10.1177/2158244016653641.

3. Arguinchona J. H., and P. Tadi. "Neuroanatomy Reticular Activating System." Updated July 31, 2020. In: *StatPearls*. Treasure Island, Florida: StatPearls Publishing, 2021. https://www.ncbi.nlm.nih.gov/books / NBK549835.

4. Assor, Avi, Guy Roth, and Edward L. Deci. "The Emotional Costs of Parents' Conditional Regard: A Self-Determination Theory Analysis." *Journal of Personality* 72, no. 1 (2004): 47–88. https://doi .org/10.1111/j.0022-3506.2004.00256.x.

5. Balint, Elisabeth M., Manuela Gander, Dan Pokorny, Alexandra Funk, Christiane Waller, and Anna Buchheim. "High Prevalence of Insecure Attachment in Patients with Primary Hypertension." *Frontiers in Psychology* 7, no. 3 (2016). https://doi.org/10.3389/fpsyg.2016.01087.

6. Barbuto, John E., and Story, Joana S. "Antecedents of Emotional Intelligence." *Journal of Leadership Education* 9, no. 1 (2010): 144–154. https://doi.org/10.12806/v9/i1/rf9.

7. Barnum, Emily L., and Kristin M. Perrone-McGovern. "Attachment, Self-Esteem and Subjective Well-Being Among Survivors of Childhood Sexual Trauma." *Journal of Mental Health Counseling* 39, no. 1 (2017): 39–55. https://doi.org/10.17744/mehc.39.1.04.

8. Bowlby, John. *Attachment and Loss.* London: Hogarth Press, 1969.

9. Breiter, Hans C., Nancy L. Etcoff, Paul J. Whalen, William A. Kennedy, Scott L. Rauch, Randy L. Buckner, Monica M. Strauss, Steven E. Hyman, and Bruce R. Rosen. "Response and Habituation of the Human Amygdala During Visual Processing of Facial Expression." *Neuron* 17, no. 5 (1996): 875–887. https://doi.org/10.1016/s0896-6273(00)80219-6.

10. *Bridget Jones's Diary.* IMDb. IMDb.com, 2001. https://www.imdb.com / title/tt0243155/.

11. Brom, Danny, Yaffa Stokar, Cathy Lawi, Vered Nuriel-Porat, Yuval Ziv, Karen Lerner, and Gina Ross. "Somatic Experiencing for Posttraumatic Stress Disorder: A Randomized Controlled Outcome Study." *Journal of Traumatic Stress* 30, no. 3 (2017): 304–312. https://doi.org/10.1002/jts.22189.

12. Buduris, Amanda Katherine. "Considering the Role of Relationship-Contingent Self-Esteem: Attachment Style, Conflict Behaviors, and Relationship Satisfaction," 2017. https://doi.org/10.31274/etd-180810-4896.

13. Byrow, Yulisha, Suzanne Broeren, Peter De Lissa, and Lorna Peters.

"Anxiety, Attachment & Attention: The Influence of Adult Attachment Style on Attentional Biases of Anxious Individuals." *Journal of Experimental Psychopathology* 7, no. 1 (2016): 110–128. https://doi .org/10.5127/ jep.046714.

14. Calvo, Vincenzo, Claudia D'Aquila, Diego Rocco, and Elena Carraro. "Attachment and Well-Being: Mediatory Roles of Mindfulness, Psychological Inflexibility, and Resilience." *Current Psychology*, 2020. https://doi.org/10.1007/s12144-020-00820-2.

15. Cassidy, Jude, Jason D. Jones, and Phillip R. Shaver. "Contributions of Attachment Theory and Research: A Framework for Future Research, Translation, and Policy." *Development and Psychopathology* 25, no. 4, pt. 2 (2013): 1415–1434. https://doi.org/10.1017/s0954579413000692.

16. Corcoran, Mark, and Muireann McNulty. "Examining the Role of Attachment in the Relationship between Childhood Adversity, Psychological Distress and Subjective Well-Being." *Child Abuse & Neglect 76* (2018): 297–309. https://doi.org/10.1016/j.chiabu.2017.11.012.

17. Devin, Hassan Fahim, Faranak Ghahramanlou, Ahmad Fooladian, and Zahra Zohoorian. "The Relationship Between Locus of Control (Internal— External) and Happiness in Pre-Elementary Teachers in Iran." *Procedia— Social and Behavioral Sciences* 46 (2012): 4169–4173. https://doi. org/10.1016/j.sbspro.2012.06.220.

18. Dijkstra, Pieternel, Dick. P. Barelds, Sieuwke Ronner, and Arnolda P. Nauta. "Intimate Relationships of the Intellectually Gifted: Attachment Style, Conflict Style, and Relationship Satisfaction Among Members of the Mensa Society." *Marriage & Family Review* 53, no. 3 (2016): 262–280. https://doi.

org/10.1080/01494929.2016.1177630.

19. Domínguez D., Juan F., Sreyneth A. Taing, and Pascal Molenberghs. "Why Do Some Find It Hard to Disagree? An FMRI Study." *Frontiers in Human Neuroscience* 9 (2016). https://doi.org/10.3389 /fnhum.2015.00718.

20. Ein-Dor, Tsachi, Abira Reizer, Phillip R. Shaver, and Eyal Dotan. "Standoffish Perhaps, but Successful as Well: Evidence That Avoidant Attachment Can Be Beneficial in Professional Tennis and Computer Science." *Journal of Personality* 80, no. 3 (2012): 749–768. https://doi .org/10.1111/j.1467-6494.2011.00747.x.

21. Exline, Julie J., Anne L. Zell, Ellen Bratslavsky, Michelle Hamilton, and Anne Swenson. "People-Pleasing through Eating: Sociotropy Predicts Greater Eating in Response to Perceived Social Pressure." *Journal of Social and Clinical Psychology* 31, no. 2 (2012): 169–193. https://doi .org/10.1521/ jscp.2012.31.2.169.

22. Flett, Gordon L., Andrea Greene, and Paul L. Hewitt. "Dimensions of Perfectionism and Anxiety Sensitivity." *Journal of Rational-Emotive & Cognitive-Behavior Therapy* 22, no. 1 (2004): 39–57. https://doi. org/10.1023/b:jore.0000011576.18538.8e.

23. Flett, Gordon L., Avi Besser, and Paul L. Hewitt. "Perfectionism and Interpersonal Orientations in Depression: An Analysis of Validation Seeking and Rejection Sensitivity in a Community Sample of Young Adults." *Psychiatry: Interpersonal and Biological Processes* 77, no. 1 (2014): 67–85. https://doi.org/10.1521/psyc.2014.77.1.67.

24. Folke, Carl, Stephen R. Carpenter, Brian Walker, Marten Scheffer, Terry Chapin, and Johan Rockström. "Resilience Thinking: Integrating Resilience,

Adaptability and Transformability." *Ecology and Society* 15, no. 4 (2010). https://doi.org/10.5751/es-03610-150420.

25. Graci, Matthew E., and Robyn Fivush. "Narrative Meaning Making, Attachment, and Psychological Growth and Stress." *Journal of Social and Personal Relationships* 34, no. 4 (2016): 486–509. https://doi.org/10.1177/0265407516644066.

26. Grossmann, Igor, Jinkyung Na, Michael E. Varnum, Shinobu Kitayama, and Richard E. Nisbett. "A Route to Well-Being: Intelligence versus Wise Reasoning." *Journal of Experimental Psychology: General* 142, no. 3 (2013): 944–953. https://doi.org/10.1037/a0029560.

27. *Groundhog Day*. IMDb. IMDb.com, 1993. https://www.imdb.com/title/tt0107048/fullcredits.

28. Gudsnuk, K., and F. A. Champagne. "Epigenetic Influence of Stress and the Social Environment." *Institute for Labroratory Animal Research Journal* 53, no. 3–4 (2012): 279–288. https://doi.org/10.1093/ilar.53.3-4.279.

29. Hong, Yoo Rha, and Jae Sun Park. "Impact of Attachment, Temperament and Parenting on Human Development." *Korean Journal of Pediatrics* 55, no. 12 (2012): 449. https://doi.org/10.3345/kjp.2012.55.12.449.

30. Huelsnitz, Chloe O., Allison K. Farrell, Jeffry A. Simpson, Vladas Griskevicius, and Ohad Szepsenwol. "Attachment and Jealousy: Understanding the Dynamic Experience of Jealousy Using the Response Escalation Paradigm." *Personality and Social Psychology Bulletin* 44, no. 12 (2018): 1664–1680. https://doi.org/10.1177/0146167218772530.

31. Huh, Myo Yeon, and Woo Kyeong Lee. "The Relationship between

Attachment Instability and Mental Health: Mediating Role of Dispositional Envy." *International Journal of Emergency Mental Health and Human Resilience* 20, no. 1 (2018). https://doi. org/10.4172/1522-4821.1000391.

32. Hunt, Nigel, and Dee Evans. "Predicting Traumatic Stress Using Emotional Intelligence." *Behaviour Research and Therapy* 42, no. 7 (2004): 791–798. https://doi.org/10.1016/j.brat.2003.07.009.

33. Jaramillo, Jorge M., María I. Rendón, Lorena Muñoz, Mirjam Weis, and Gisela Trommsdorff. "Children's Self-Regulation in Cultural Contexts: The Role of Parental Socialization Theories, Goals, and Practices." *Frontiers in Psychology* 8 (2017). https://doi.org/10.3389/fpsyg.2017.00923.

34. Joshanloo, Mohsen. "Fear and Fragility of Happiness as Mediators of the Relationship between Insecure Attachment and Subjective Well-Being." *Personality and Individual Differences* 123 (2018): 115–118. https://doi. org/10.1016/j.paid.2017.11.016.

35. Karpman, Stephen B. *A Game Free Life: The Definitive Book on the Drama Triangle and the Compassion Triangle by the Originator and Author*. San Francisco: Drama Triangle Productions, 2014.

36. Karpman, Stephen B. "Fairy Tales and Script Drama Analysis." Download Diagrams for Drama Triangle DVDs. *Transactional Analysis Bulletin*, 2014. https://karpmandramatriangle.com/dt_article_only.html.

37. Kobylińska, Dorota, and Petko Kusev. "Flexible Emotion Regulation: How Situational Demands and Individual Differences Influence the Effectiveness of Regulatory Strategies." *Frontiers in Psychology* 10 (2019). https://doi. org/10.3389/fpsyg.2019.00072.

38. Kraiss, Jannis T., Peter M. ten Klooster, Judith T. Moskowitz, and Ernst T. Bohlmeijer. "The Relationship between Emotion Regulation and Well-Being in Patients with Mental Disorders: A Meta- Analysis." *Comprehensive Psychiatry* 102 (2020): 152189. https://doi. org/10.1016/ j.comppsych.2020.152189.

39. LeDoux, Joseph. "The Emotional Brain, Fear, and the Amygdala." *Cellular and Molecular Neurobiology* 23, nos. 4/5 (2003). https://doi .org/10.1023/ a:1025048802629.

40. Levine, Peter A. *In an Unspoken Voice: How the Body Releases Trauma and Restores Goodness.* Berkeley, CA: North Atlantic Books, 2010.

41. Li, Tianyuan, and Helene H. Fung. "How Avoidant Attachment Influences Subjective Well-Being: An Investigation about Theageandgender Differences." *Aging & Mental Health* 18, no. 1 (2013): 4–10. https://doi.org /10.1080/13607863.2013.775639.

42. Liu, Ying, Yi Ding, Luluzi Lu, and Xu Chen. "Attention Bias of Avoidant Individuals to Attachment Emotion Pictures." *Scientific Reports* 7, no. 1 (2017). https://doi.org/10.1038/srep41631.

43. Lyubomirsky, Sonja, and Susan Nolen-Hoeksema. "Effects of Self- Focused Rumination on Negative Thinking and Interpersonal Problem Solving." *Journal of Personality and Social Psychology* 69, no. 1 (1995): 176–190. https://doi.org/10.1037/0022-3514.69.1.176.

44. Mackintosh, Kate, Kevin Power, Matthias Schwannauer, and Stella W. Chan. "The Relationships between Self-Compassion, Attachment and Interpersonal Problems in Clinical Patients with Mixed Anxiety and Depression and Emotional Distress." *Mindfulness* 9, no. 3 (2017): 961–971.

https://doi.org/10.1007/s12671-017-0835-6.

45. Malhorta, Richa. "Locus of Control & Well-Being Among College Students." *Indian Jounral of Behavioral Science* 8, no. 2 (June 2017): 231–236. https://www.researchgate.net/publication/309397713_LOCUS _OF_CONTROL_WELL-BEING_AMONG_COLLEGE_STUDENTS.

46. Malone, Johanna C., Sabrina R. Liu, George E. Vaillant, Dorene M. Rentz, and Robert J. Waldinger. "Midlife Eriksonian Psychosocial Development: Setting the Stage for Late-Life Cognitive and Emotional Health." *Developmental Psychology* 52, no. 3 (2016): 496–508. https://doi.org/10.1037/a0039875.

47. Matos, M, and Jose Pinto-Gouveia. "Shamed by a Parent or by Others: The Role of Attachment in Shame Memories Relation to Depression." *International Journal of Psychology and Psychological Therapy* 14, no. 2 (2014): 217–244.

48. Matos, Marcela, José Pinto-Gouveia, and Vania Costa. "Understanding the Importance of Attachment in Shame Traumatic Memory Relation to Depression: The Impact of Emotion Regulation Processes." *Clinical Psychology & Psychotherapy* 20, no. 2 (2011): 149–165. https://doi.org/10.1002/cpp.786.

49. McCutcheon, Lynn E. "Self-Defeating Personality and Attachment Revisited." *Psychological Reports* 83, no. 7 (1998): 1153. https://doi.org/10.2466/pr0.1998.83.3f.1153.

50. Mikulincer, Mario, and Philip R Shaver. "Attachment and Psychopathology." *Attachment Issues in Psychopathology and Intervention*, 2003, 35–56. https://doi.org/10.4324/9781410609670-7.

51．Mikulincer, Mario, and Phillip R. Shaver. "The Attachment Behavioral System in Adulthood: Activation, Psychodynamics, and Interpersonal Processes." *Advances in Experimental Social Psychology*, 2003, 53–152. https://doi.org/10.1016/s0065-2601(03)01002-5.

52．Öztürk, Abdülkadir, and Tansu Mutlu. "The Relationship between Attachment Style, Subjective Well-Being, Happiness and Social Anxiety among University Students." *Procedia—Social and Behavioral Sciences* 9 (2010): 1772–1776. https://doi.org/10.1016/j.sbspro.2010.12.398.

53．Pallini, Susanna, Mara Morelli, Antonio Chirumbolo, Roberto Baiocco, Fiorenzo Laghi, and Nancy Eisenberg. "Attachment and Attention Problems: A Meta-Analysis." *Clinical Psychology Review* 74 (2019): 101772. https://doi.org/10.1016/j.cpr.2019.101772.

54．Payne, Peter, Peter A. Levine, and Mardi A. Crane-Godreau. "Somatic Experiencing: Using Interoception and Proprioception as Core Elements of Trauma Therapy." *Frontiers in Psychology* 6 (2015). https://doi. org/10.3389/fpsyg.2015.00093.

55．Rao, T. S. Sathyanarayana, M. R. Asha, K. S. Jagannatha Rao, and P. Vasudevaraju. "The Biochemistry of Belief." *Indian Journal of Psychiatry* 51, no. 4 (2009): 239. https://doi. org/10.4103/0019-5545.58285.

56．Read, Darryl L., Gavin I. Clark, Adam J. Rock, and William L. Coventry. "Adult Attachment and Social Anxiety: The Mediating Role of Emotion Regulation Strategies." *PLOS ONE* 13, no. 12 (2018). https://doi. org/10.1371/journal.pone.0207514.

57．Rodriguez, Lindsey M., Angelo M. DiBello, Camilla S. Øverup, and Clayton Neighbors. "The Price of Distrust: Trust, Anxious Attachment,

Jealousy, and Partner Abuse." *Partner Abuse* 6, no. 3 (2015): 298–319. https://doi. org/10.1891/1946-6560.6.3.298.

58. Roxo, Marcelo R., Paulo R. Franceschini, Carlos Zubaran, Fabrício D. Kleber, and Josemir W. Sander. "The Limbic System Conception and Its Historical Evolution." *The Scientific World Journal* 11 (2011): 2427–2440. https://doi.org/10.1100/2011/157150.

59. Ruiz, Miguel. The Four Agreements. San Rafael, CA: Amber-Allen Pub., 1997.

60. Salovey, Peter, and John D. Mayer. "Emotional Intelligence." *Imagination, Cognition and Personality* 9, no. 3 (1990): 185–211. https://doi. org/10.2190/dugg-p24e-52wk-6cdg.

61. Schumann, Karina, and Edward Orehek. "Avoidant and Defensive: Adult Attachment and Quality of Apologies," 2017. https://doi.org/10.31234/osf. io/au8g4.

62. Shaffer, Philip A. "Adult Attachment, Basic Psychological Needs, Shame, Depression, and Loneliness." PsycEXTRA Dataset, 2005. https://doi. org/10.1037/e526972006-001.

63. Shapiro, Shauna. "Mindfulness Practices for Challenging Times: Emotion Regulation, Shifting Perspective, Compassion for Empathy Distress." *Alternative and Complementary Therapies* 26, no. 3 (2020): 109–111. https://doi.org/10.1089/act.2020.29277.ssh.

64. Sheinbaum, Tamara, Thomas R. Kwapil, Sergi Ballespi, Merce Mitjavila, Charlotte A. Chun, Paul J. Silvia, and Neus Barrantes-Vidal. "Attachment Style Predicts Affect, Cognitive Appraisals, and Social Functioning in

Daily Life." *Frontiers in Psychology* 6 (2015). https://doi.org/10.3389 / fpsyg.2015.00296.

65. Shen, Fei, Yanhong Liu, and Mansi Brat. "Attachment, Self-Esteem, and Psychological Distress: A Multiple-Mediator Model." *The Professional Counselor* 11, no. 2 (April 2021): 129–142. https://tpcjournal.nbcc.org / attachment-self-esteem-and-psychological-distress-a-multiple-mediator-model.

66. Solms, M., and K. Friston. "How and Why Consciousness Arises: Some Considerations from Physics and Physiology." *Journal of Consciousness Studies* 25, no. 5–6 (2018): 202–238. https://www.researchgate.net/ publication/338356205_How_and_why_consciousness_arises_Some_ considerations_from_physics_and_physiology.

67. Simpson, Jeffry A., and W. Steven Rholes. "Adult Attachment, Stress, and Romantic Relationships." *Current Opinion in Psychology* 13 (2017): 19–24. https://doi.org/10.1016/j.copsyc.2016.04.006.

68. Solms, M., and K. Friston. "How and Why Consciousness Arises: Some Considerations from Physics and Physiology." *Journal of Consciousness Studies* 25, no. 5–6 (2018): 202–238. https://www.researchgate.net / publication/338356205_How_and_why_consciousness_arises_Some _ considerations_from_physics_and_physiology.

69. "South Park." IMDb.com, August 13, 1997. https://www.imdb.com/title / tt0121955.

70. Szentágotai-Tătar, Aurora, and Andrei C. Miu. "Correction: Individual Differences in Emotion Regulation, Childhood Trauma and Proneness to Shame and Guilt in Adolescence." *PLOS ONE* 12, no. 1 (2017). https://doi.

org/10.1371/journal.pone.0171151.

71. Thomas, Christopher, and Staci Zolkoski. "Preventing Stress among Undergraduate Learners: The Importance of Emotional Intelligence, Resilience, and Emotion Regulation." *Frontiers in Education* 5 (2020). https://doi.org/10.3389/feduc.2020.00094.

72. Thompson, Galilee, Andrew Wrath, Krista Trinder, and G. Camelia Adams. "The Roles of Attachment and Resilience in Perceived Stress in Medical Students." *Canadian Medical Education Journal* 9, no. 4 (2018). https://doi.org/10.36834/cmej.43204.

73. Tice, Dianne M., and E. J. Masicampo. "Approach and Avoidance Motivations in the Self-Concept and Self-Esteem." *Handbook of Approach and Avoidance Motivation* (2008): 505–519. https://doi.org/10.4324/9780203888148.ch30.

74. Tjaden, Cathelijn, Philippe Delespaul, Cornelius L. Mulder, and Arnoud Arntz. "Attachment as a Framework to Facilitate Empowerment for People with Severe Mental Illness." *Psychology and Psychotherapy Theory Research and Practice* (2020). https://pubmed.ncbi.nlm.nih .gov/33124185.

75. Tolle, Eckhart. *The Power of Now: a Guide to Spiritual Enlightenment.* Vancouver: Namaste Publishing, 2004.

76. Vatansever, Deniz, David K. Menon, and Emmanuel A. Stamatakis. "Default Mode Contributions to Automated Information Processing." *Proceedings of the National Academy of Sciences* 114, no. 48 (2017): 12821–12826. https://doi.org/10.1073/pnas.1710521114.

77. Venditti, Sabrina, Loredana Verdone, Anna Reale, Valerio Vetriani, Micaela

Caserta, and Michele Zampieri. "Molecules of Silence: Effects of Meditation on Gene Expression and Epigenetics." *Frontiers in Psychology* 11 (2020). https://doi.org/10.3389/fpsyg.2020.01767.

78. Voncken, Marisol J., Corine Dijk, Peter J. de Jong, and Jeffrey Roelofs. "Not Self-Focused Attention but Negative Beliefs Affect Poor Social Performance in Social Anxiety: An Investigation of Pathways in the Social Anxiety–Social Rejection Relationship." *Behaviour Research and Therapy* 48, no. 10 (2010): 984–991. https://doi.org/10.1016/j. brat.2010.06.004.

79. Weinhold, Bob. "Epigenetics: The Science of Change." *Environmental Health Perspectives* 114, no. 3 (2006). https://doi.org/10.1289 /ehp.114-a160.